用谦卑、尊重、敬畏之心，去倾听、陪伴每一个生命

王 平◎主编

温暖生命

——平行病历选辑

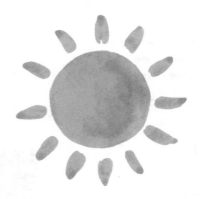

厦门大学出版社
XIAMEN UNIVERSITY PRESS
国家一级出版社
全国百佳图书出版单位

图书在版编目（CIP）数据

温暖生命 : 平行病历选辑 / 王平主编. —厦门 : 厦门
大学出版社, 2020.11
ISBN 978-7-5615-7967-1

Ⅰ.①温… Ⅱ.①王… Ⅲ.①医院—人间关系—案例
—汇编—苏州 Ⅳ.①R197.322

中国版本图书馆CIP数据核字(2020)第211768号

出 版 人	郑文礼
责任编辑	林　鸣

出版发行　厦门大学出版社

社　　址	厦门市软件园二期望海路 39 号
邮政编码	361008
总 编 办	0592-2182177　0592-2181406(传真)
营销中心	0592-2184458　0592-2181365
网　　址	http://www.xmupress.com
邮　　箱	xmup@xmupress.com
印　　刷	湖南省众鑫印务有限公司

开本	880 mm × 1230 mm　1/32
印张	10.5
字数	220 千字
版次	2020 年 11 月第 1 版
印次	2020 年 11 月第 1 次印刷
定价	58.00 元

本书如有印装质量问题请直接寄承印厂调换

厦门大学出版社
微信二维码

厦门大学出版社
微博二维码

编委会

主编简介

　　王平，原苏州市吴中人民医院党委书记、院长，现吴中人民医院肺结节诊疗中心主任，吴中区医学会副会长，苏州卫生职业技术学院兼职教师、督学，南京医科大学客座教授、特约研究员，江苏省高等学校医药教育研究会医学人文素质教育专业委员会副理事长，中国生命关怀协会医院人文建设专业委员会常委，中国医药教育协会肺癌医学教育委员会常委，中国医师协会人文医学委员会医学史与百年名院工作委员会委员，《中国医院院长》杂志理事，《肺癌医学教育通讯》执行主编，《临床肺科杂志》编委。2016年被国家卫计委授予"全国改善医疗服务优秀管理者"称号。曾获中国人口文化优秀奖、苏州市精神文明建设"五个一工程"奖、苏州市科技创新双杯奖、苏州市科技进步三等奖、吴中区哲学社会科学优秀成果一等奖。出版《医之魂》《吴医之路》《流光曳影》《丛林记忆》《苍穹下最亮的星星》等十余部医学人文图书。

序

用写作传递温暖

拿到王平院长送给我的苏州市吴中人民医院平行病历选辑《照亮生命》的时候，正值大学的期末，忙乱的工作之中，书就一直静静地待在我的桌上，"照亮生命"四个字每天照亮着我忙碌的期末时光。真正拿起来读的时候已经到了疫情下的新学期，我几乎是一口气读完了这83篇平行病历，经常是读着读着就潸然泪下。彼时，我正在编写国家卫生健康委员会"十三五"规划临床医学专业器官—系统整合教材《临床医学导论》的"叙事医学"一章，这本平行病历选辑中金玉超医生写的故事《那两个慢慢离去的背影，令我心潮难平》，读后令我不胜唏嘘，想到那个产妇之前的医生如果能给她讲金医生写的类似的故事，也许悲剧就可以避免，因为人对故事的记忆是深刻的，而对干巴巴的"风险告知"可能是无感的。因此，征得金医生同意后，这个故事得以作为一个案例，出现在我写给二年级医学本科生的教材中，让学医的"娃娃们"了解故事在医学实践中的重要性。当王平院长告诉我他们正在编辑第二本平行病历选辑《温暖生命》并邀请我为之作序时，我非

1

常高兴有机会先睹为快。

第二辑平行病历延续了第一辑的风格，我仍然是在不知不觉中就泪流满面，突然想起来在哪儿看过的一句话："所有柔软的东西都需要一个坚硬的外壳保护，比如医护的心。"在与新型冠状病毒战斗的过程中，全国人民都看到了医护的坚强、坚韧、坚持，以及他们坚硬的外壳和柔软的心。而在这部书里，我们看到的全都是柔软：因病人的宽容而感动；因人世间的爱而感动；因家属的感谢而感动；看尽世间冷暖、自以为已经进入了倦怠期的医生，会因不忍打扰医生休息的病人而感动；为准备死后捐献器官的病人感动；为丈夫去世但准备坚强地面对生活的产妇感动；为夫妻间的爱情而感动……他们为贫困的病人精打细算、争取帮助，甚至自己垫付费用，陪伴无人陪伴的孤残老人，为贫困的少数民族产妇剪指甲、捐衣物，为使患儿家长安心而彻夜守护患儿……这一个个故事莫不闪耀着人性的光辉，流淌着爱，传递着温暖。这些行为都充分体现了叙事医学的真谛：听到了病人的疾痛故事，看到了他们的困境，被他们的故事触动、感动，并为他们采取行动。

苏州市吴中人民医院很可能是全国少有的上上下下全员书写平行病历的医院，不但医护写，行政人员也自发投入平行病历的书写当中，第二辑更有医生的子女加入到写作的行列中来，这种做法为全国的医院做了很好的示范。作为医学院的老师，看到医生的孩子观察年轻医生还有很多东西要学（不仅是医学知识），病人的孩子感受到医护的温暖，用绘画（《长大后我就成了你》）表达感谢，令我非常欣慰。医务人员以身作则关爱病人使下一代耳濡目染，我们看到了他们"医者仁心"的潜质，我们的医学事业后继有人。

叙事，是我们认识世界、认识他人、认识自己的方式，叙事中的人是平等的，因为叙事中大家用的都是一般性的语言，没有专业的词语树立起来的壁垒，表现的都是人的经历、情感，以及对这些经历和情感的思考。倾听彼此的叙事是建立关联性的最佳方法，这种关联性不但适用于医患之间，也适用于同事之间、家人之间。"谦卑、尊重、好奇"应该是我们面对他人叙事时的姿态，通过讲述、倾听，人们可以在了解、理解的基础上消除误解，建立伙伴关系。所以我想，苏州市吴中人民医院不但医患关系和谐，同事之间一定也是相互理解、相互扶持的，他们为他人考虑多于为自己考虑，医院的文化环境一定是积极向上、蓬勃进取的，这也是叙事医学可以为医院文化建设所做的贡献。

叙事医学关注的四个关系在本书中都有淋漓尽致的体现：医护与患者、医护与自己（自我职业认同）、医护与同事、医护与社会。在与社会建构关系方面，医院和医护要采取主动行为，一来可以普及医学知识，让普罗大众认识到医学的局限性、自己行为方式可能产生的后果；二来可以把医务工作者柔软的一面展现给大众，树立医者仁心的正面形象；三来可以用故事进行患者教育，增进医患互信。因此，除了结集出版外，医院的公众号上也可以定期刊发这些故事，让更多的人读到。

当然，从叙事写作的角度来看，大多数故事是平铺直叙、缺乏技巧的，大多数作者没有注意情节铺垫、悬念设计、情绪描写、隐喻设置，也正因为如此，这些故事高度还原了临床工作的真实情景。相信随着平行病历书写实践的深入，他们会为我们讲述更多、更精彩的故事。

最后，想用一副对联总结我的读后感。上联：刻度、力度、气度，叙事温度；下联：真心、爱心、细心，直抵人心；横批：真医学，最人文。

北京大学医学人文学院　郭莉萍

2020 年 5 月 20 日于北京

前　言

温暖生命之光

疾病是生命的黑夜。如果医生能够理解患者的情感，全面感受患者的痛苦，就可以和患者"在一起"，走进他们的生命。面对患者，我们可以给予的很多，即使医疗技术已无能为力，我们依然可以倾听、尊重、见证、照顾、抚慰和陪伴。

医疗实践有一道鸿沟，即医患之间的隔阂，这是现代医学面临的核心问题之一，解决办法之一是搭建一座连接医患的桥梁。叙事医学就是这样一座桥梁，一个人讲述，讲自己的疾病故事，另一个人倾听，听一个关于生命的故事，并产生共情，于是就迎来了临床相遇中最重要的时刻，知道了"现在对诉说者来说什么才是最重要的"，强大有力且互利互惠的能量就此迸发，医学也就成了"融入情感的科学"。

叙事是人类最基本的言语活动和话语事件，是人类借以组织人生经验的主要方法，是社会文化建构的基础。它告诉我们，我们从哪里来，要往哪里去，生命的意义是什么。医学在对疾苦、生命和

1

死亡思考的基础上，将叙事引入医学科学，促使了叙事医学的诞生。

2001年，美国哥伦比亚大学长老会医院的丽塔·卡伦教授在《叙事医学：形式、功能和伦理》一文中，首次提出了叙事医学的概念：具有叙事能力（认识、吸收、解释并被疾病的故事所感动的能力）的医生所实践的医学。丽塔·卡伦教授认为，医学是回应他人痛苦的一种努力，只有听得懂他人的疾苦故事，才能开始思考如何解除他人的痛苦。

北京大学医学人文学院副院长、医学语言文化系主任郭莉萍教授十分推崇叙事医学，认为这种医学认知方法的别径可以超越技术主义，是医学人文落地的有效工具：倾听的工具——如何专业地倾听以及听到不同的故事，并协助患者及其家属做出决策；再现的工具——如何理解患者的叙述并找到诊断线索；反思的工具——如何反思并讲述自己的实践，以及与患者的互动。

叙事医学的宗旨是回归医学的人文传统，为飞速发展的现代医学补充温情的一面，让医患关系从技术与金钱的交换，变成人与人之间的尊重与滋养。2015年，随着郭莉萍教授的《叙事医学：尊重疾病的故事》（丽塔·卡伦著）中译本在国内出版发行，以及韩启德院士、詹启敏院士等一批有识之士的力推，叙事医学在国内加速传播，并在一些高校和医院中推行。这些研究与实践进一步丰富和发展了叙事医学这个新生事物，使我们有了一个重新认识身体和心灵、疾病和痛苦、生命和死亡的新工具。

《从故事到疗愈：叙事治疗入门》（艾莉丝·摩根著）一书的译者陈阿月在她的译序《叙事之爱》中指出："叙事是一种爱，叙事是人和人之间愿意看见彼此的一种对待；只是这种爱和对待也需要学习。"2017年，苏州市吴中人民医院开始全面推行叙事医学，全院职工认真学习叙事医学相关知识，培养倾听、解释、回应故事的能力，拉开了探索、实践叙事医学的帷幕。我院这项工作得到了南京医科大学人文社会科学学院的大力支持，在我院建立了南京医科大学医患沟通研究基地，王锦帆教授为我们做了"临床思维与就医思维融通的GLTC医患沟通模式"的专题讲座，并将GLTC（示善—倾听—交流—合作）医患沟通模式在临床各科推行、实施，开启了医患之间有温度的沟通与交流的新篇；刘虹教授多次围绕医学人文、叙事医学、平行病历等主题为我们做专题培训，传播了新知识，厘清了思路，统一了认识，明确了方向。

叙事医学着力于培养医生的叙事能力，以尊重、谦卑、好奇之心去面对患者，倾听、消化、理解和体验疾病背后的故事，并被这些故事所打动，通过共情进入患者的内心，回应患者的痛苦，期待改变在生命中发生。即使患者面对的困境已经超出了医生的能力所及，医生至少还可以陪着他们一起面对。专业主义者只会使用冰冷的专业术语，而患者只习惯于生活世界的语言，叙事医学让医生克服专业主义，进一步获得利他情怀、同理心（共情能力）和亲和力（信任关系），聆听被科学话语排斥的患者声音，更好地认识人（患者）与疾病，传递医者之爱，与饱受疾苦折磨的患者及家属同在，避免了冰冷的仪器、数字在医患之间划出的鸿沟，以此调整日益紧张的医患关系。

每一个患者的经历都是丰富而独特的，表现为多层次（身与心）、多维度（自然、生物、心理、社会、文化、环境、伦理、法律）的疾病征象和意向，每个人都是自己疾病的专家和生命的作者。叙事医学鼓励医生书写独具特色的"我与患者的故事"，用生活世界的语言写出对科学世界的反思，以平行病历（与临床病历平行的叙事病历）的形式进行记录，以此建构"技术—人文"双轨决策模式，强化以患者为中心、医者以慈悲为怀、治疗与照顾并重的职业精神，更好地应对医学实践中的四个重要关系——医生与患者、医生与本我、医生与同事、医生与社会的关系，弥合相互之间的差异，提升医疗照护的能力。

叙事医学落地我院后，广大医务人员、行政人员甚至员工家属都自发投身于平行病历的写作之中。通过连续几年的学习与实践，大家的叙事能力有了很大的提高，能够更加关注患者，体会患者的经历，反思自己的实践，用精细的笔触摹写出医患互动的感人场景，依时序脉络串结为血泪交织、可歌可泣的故事情节，借助内省的写作，得以自在地与患者共舞，找出尘封已久的感动。

2019年6月，我们编撰了《照亮生命——平行病历选辑》一书，同年10月正式出版。书中丰富、多元、各有特色的83篇平行病历所讲述的一个个感人故事，无不令人潸然泪下，滋养了每一位读者的心灵。选辑出版后受到了各界人士的好评，中国生命关怀协会医院人文建设专委会李庆秘书长、厦门大学出版社李小青编辑，分别为本书写下了题为《念念不忘，必有回响》《平行病历点亮医学人文关怀》的书评，对我们实践叙事医学及其重大意义给予了高度评价。这两篇书评均收录于本书附录中。

为了让更多的人看到这些感人肺腑的医患故事，我们在医院公众号和院刊上定期刊发这些故事，并在医院外网（www.wzrm-hospital.com）的《医院文化》栏目下设立了《人文病历》子栏目，刊登这些感人故事。由于平行病历重视对患者主观痛苦与体验的记录，强调医患共情，富含人性的温度，所以韩启德院士等一批专家认为结合我国国情将平行病历称为"人文病历"其实更为恰当。因此，我们在医院外网设立这个栏目的时候，使用了"人文病历"的概念。

　　2020年，在全力以赴抗击新型冠状病毒肺炎疫情的同时，我院继续深化叙事医学实践，医务人员进一步拓宽生物医学视角，以"身—心—社—灵"的全人视角来认识患者，叙事能力得到了进一步提高，医者之爱贯穿于诊疗过程的每一个环节，温暖生命之光照亮了吴医这座白色圣殿，患者的依从性、就医体验和满意度均有了进一步提升，医学在这里变得更有温度了。

　　本书是继《照亮生命——平行病历选辑》之后，吴医人交出的又一份特殊的"作业"。全书收录了2019年6月以来全院职工（包括家属）书写的66篇平行病历。这些精选出来的医患故事，是各位作者的亲身经历和内心感悟，有对患者的深深同情，有对患者强大勇气的无比敬畏，有帮助患者做出改变的欣慰，也有面对疾病时的无助感和对疾病的愤怒。大家的讲述或平直，或温情，或扣人心弦，或催人泪下，从点滴细节入手，娓娓道来，字里行间流淌着浓浓的爱。爱是懂得，爱是指引，这种以爱为导引的写作，以一种更有张力的方式带来行动与成效，温暖了医患的心灵。编辑成稿后，作者们都乐见本书的出版，以期让读者（包括我们自己）在阅读的过程中，进一步认识疾病的故事与意义，真正成为生命故事的关怀者。

郭莉萍教授在审阅书稿后给予了很高的评价，欣然为本书作序。她从书中一个个闪耀着人性光辉的疾病故事中，看到了医务人员坚硬外壳下那颗柔软的心，在被书中故事感动的同时，充分肯定了我院的叙事医学实践，给了我们巨大的鼓励与鞭策，借此机会谨向郭莉萍教授致以最诚挚的谢意！

生命是独特的，叙事是有限的，意义是无限的。面对滚滚向前的时代车轮，我们将加快步伐，尽心竭力，通过叙事讲述更多医患共情的生命故事，让医学回归初心，让医学变得更有温度！

苏州市吴中人民医院　王平

2020 年 6 月 6 日于苏州

目 录

接待室里众生相

朋友们都对我的工作很好奇，凭着想象：粉色的背景，舒适的温度，敞亮的环境，萌萌的小床，初生的婴儿，宝贝们安睡着是一派祥和，宝贝们啼哭着是生命的活力……我不忍打碎友人的幻想，我能一脸认真地说，光每天家长按的门铃就刺激得我的太阳穴发胀吗？

没错，与家长沟通是我日常工作的重要部分。每天三分之一的时间在产科会诊查房，三分之一的时间守在新生儿病房里，还有三分之一的时间站在沟通室，面对各路家长的"车轮战"。

入院之初，家长对我们往往没有好脸色，作为一名新生儿科医生，对此我是能够理解的。我常常目睹母亲历经磨难，孩子出生，家长对医务人员感恩致谢，然后我的角色匆匆登场：您的孩子目前出现了这样那样的不良情况，需要办理入院手续到新生儿科做进一步的治疗。

十月怀胎，一朝分娩，还没有来得及享受骨肉团聚的幸福，却马上要母婴分离，家长当然不理解和不满意。孩子的状况肉眼看得见不好的，比如出生窒息的、呼吸困难的、青紫的、早产的，家长的接受度还高一些。但有些症状是隐匿的，比如低血糖，不及时治疗产生的脑损害够可怕吧，然而家长一句"喂口奶、喝点糖水不行么"，或者"你怎么确定我家宝宝会有脑损伤呢"，怼得我都内伤了。

推开接待室的门，看见的是形形色色的人。

01

有一种比较常见的家长，一听孩子需要住院，立马掏出手机严肃地说："慢着，你等会儿开住院证，我先问一下在苏大附一院当主任的朋友……"

也不管夜里几点了，立即先找一个在上级医院当医生的朋友咨询。接到咨询电话，大多数业内人士还是不敢耽误病情的，一般结果都是："电话里说不清，我不是这个专业的，也不知道孩子现在的具体情况，你还是听新生儿科医生的意见吧。"

但是，我还真遇到过电话那头拍板说不用治疗的。

那是一例新生儿低血糖症，产妇有妊娠期糖尿病，孩子的血糖已经下降到了 0.6 mmol/L。面对新生儿低血糖这种比较危险的情况，我们通常都是让护士火速打上针，葡萄糖立即输起来，然后再请家长去办住院手续。然而，这位爸爸咨询朋友的结果是不用治疗，于是大手一挥："不用治的，你们给我把针拔了。"

居然会有这样的家长，我可真是急得不行，什么朋友也不能远程操控让你家宝贝的血糖从这么低快速上升到正常吧，或许这位家长只是不信任我们这些"小医生"吧。

我立即把张主任请出来向他解释，可是面对张主任的耐心劝说，这位爸爸依然不改主意，自信的脸上透着对我们的一股子轻蔑。他接走孩子的时候，头也不回地向前走，我能做的就是不管他听不听得进去，在他的身后大声地叮嘱他，一定要积极给孩子喂奶，并且要到儿保门诊去看看，警惕低血糖对孩子大脑的损害。

面对这样的爸爸，我是多么无奈，又是多么替孩子担心啊！

02

最近还有一位家长，把我们几个医生都折磨得不行。孩子羊水三度污染，出生时气促呻吟，呼吸非常急促，胸片可见两肺沿肺纹理满是絮片状模糊影。

第一天，爸爸厉声说："你别吓唬我，哪有小孩子一出生就得肺炎要住院的！"我何必吓唬你呢，请穿上隔离衣，带你进去亲眼看看孩子的情况，呼吸这么急促，不仅要住院，还要进监护室，一般的氧疗还不行，得上呼吸机。

第二天，爸爸命令道："孩子的爷爷从外地赶来了，要进来看一眼孙子。"老人要看，好呀，带着爷俩进来，看到孩子上着呼吸机，呼吸快到 80 次 / 分，孩子带不走。

第三天，爸爸一脸怒气地责问道："这么冷的天，你们给孩子穿得太少了，爷爷说了，昨天看到你们连包被也不给孩子裹，孩子分明是被你们冻坏的，你们要负责！"老人家啊，我们里头开着空调，孩子是躺在远红外辐射保暖台上的，暖和如春呢，不裹包被是为了便于观察病情变化。

第四天，爸爸拿着欠费单子来拍桌子了："三天花了三千多，你们也太黑了吧，这病我们看不起了！"这位爸爸，住院头几天有各种检查的费用，还有上呼吸机治疗费用也会大一些，今天孩子呼吸虽然还是快，但总体好转了，已经撤掉呼吸机改头罩吸氧了，接下来的花费会少很多。

第五天，爸爸一来就吼："怎么治了四天还没效果，把检查报告和片子全部给我，我去给别的医院的医生看看。"孩子爸爸，从片子上看肺炎很重，这种情况疗程会长一些，恢复会慢一些，现在临床症状已经明显好转了。胸片你可以带走，报告是贴在病历里的，不过你一定要的话，我可以帮你再打印一份。

这位爸爸每天都来责问我们，不给我们好脸色，我们虽然被折磨得身心俱疲，但还是理解他作为家长的焦虑和紧张，总是耐心对他解释劝慰一番。我们默默地忍着，努力地做着沟通，因为我们都相信，当孩子康复出院的那一刻，他会理解我们的。

03

最近夜班上收了一个孩子，照例先处理病人，请家长在外面等候。初步处理完后，我去接待室找家长沟通，推门一看，空无一人，桌上留有一张字条：

"你好，医生，由于就我一个人，要先到下面去看一下孩子的妈妈，我先离开了，如果有事情的话请拨打我的手机，号码180××××××××。谢谢医生，给你们添麻烦了。"

凌晨两点半的冬夜，因为这一张字条，有点暖。没有人不值得被温柔对待。

新生儿病情的特点就是急重危，我们总是风风火火，走路都是跑的，说话都是喊的，一刻也不敢耽误。工作几年下来，在这间沟通室里，我也算是身经百战了，推开那道门，被放过鸽子，被横眉冷对，被拍过桌子，被怒吼威胁，被真诚道歉，被不停感谢，各种状况，令人感慨。无奈的，委屈的，欣慰的，而今我早已习惯，也不太放在心上了。我在意的是快速解决问题，安全地把孩子送回到家长的手里。但也会有疲于应对的时候，受委屈时甚至还有想要放弃的时候，尤其是夜深人静的时候，还会有片刻的迷茫与怅惘。然而今夜这一纸留言，朴实，充满善意，令我疲惫尽消，也让我看到了心中为之坚持的那一束光。

（新生儿科　顾扬）

你的信任就是我们的动力

作为新生儿科主任，时时感觉自己肩上担子重大，并常有遗憾。去年的一个患儿，又一次让我感觉到了这种压力和遗憾。

这是一个足月剖宫产出生的孩子，出生后出现呻吟、吐沫、吸气性三凹征，送来新生儿科收入 NICU（新生儿重症监护病房）。床旁摄片显示两肺透亮度明显减低，呈"白肺"样改变。

给予 nCPAP（经鼻持续气道正压通气）后，孩子的缺氧状态有所改善，但第二天早晨又出现辅助通气下呼吸困难，三凹征再度明显，复查床旁摄片显示左侧气胸（肺被压缩 35%）。

气胸！

我最担心的并发症还是发生了。

接到通知后，孩子的父亲匆匆赶来医院，听说病情加重自是十分着急，但是并没有特别意外，因为入院时床位医生和他做了充分的沟通，他对并发症已有所了解，并且有了充分的思想准备。特别是这个孩子入院时胸片呈"白肺"样改变，说明肺部病情严重，持续气道正压通气时气体进入肺中，由于肺泡受压不均，因而出现气胸的风险非常高。不幸的是，现在气胸真的出现了。

"那现在怎么办呀？"孩子的父亲满脸焦急地问。

"新生儿气胸是非常凶险的，如果肺上的破口小，有可能很快就能自行修复，胸腔积气自行吸收，于是很快就好转了。但是，由于病情需要持续气道正压通气，因为压力高气漏通常会持续存在，如果呼吸困难进一步加重的话，就需要胸腔穿刺放气或做胸腔闭式引流了。"

听完我对胸腔穿刺放气和胸腔闭式引流的进一步介绍后，孩子父亲感觉到了问题的严重性，他严峻的神情让我感到了肩上的压力。

"孩子爸爸，现在我有两个建议，一是转市儿童医院，因为市儿童医院有小儿胸外科，随时可以做胸腔穿刺放气或胸腔闭式引流；二是继续在我们这里治疗，我们严密观察病情变化。"

"好的张主任，我们商量一下再回复你。"

半个小时后，孩子父亲回到病房告诉我，他们商量的结果是选择继续留在我们这里治疗。

"昨天来住院的时候，我就觉得你们这里环境很整洁，一切都很有序，孩子的病情你们也和我谈得很详细，还给我拍了孩子在里面的照片，抢救治疗什么的也都很及时。说实话，孩子在里面抢救，我是急得不得了，吃不下睡不着，孩子他妈更是已经急得哭了。我好几次想给你们打电话，都正好你们先打过来了，让我们及时了解了孩子的情况。今天又是张主任您亲自和我谈话，我觉得你们是很负责的，这里离家近一点，也方便一点，所以我们商量还是继续在你们这里治疗，我们相信你们。"

孩子爸爸的一席话，令我十分感动。就这样，孩子留下来了，我们调整了救治方案，胸外科（我院只有成人胸外科，没有小儿胸外科）医生来做了会诊，同时联系市母子中心新生儿科，借来了新生儿带针胸管，以便需要时可以做胸腔穿刺抽气。

到了下午，虽然氧饱和度维持正常，但孩子的呼吸越发急促，吸气性三凹征也更加明显，说明气胸在加重，必须及时处理。在胸外科医生的协助下，我们给孩子做了胸腔穿刺抽气，成功抽出胸腔积气 60 ml。

抽气后，患儿的呼吸有所改善，鉴于肺部原发病症不能很快好转，缺氧依然存在，便改用了头罩吸氧。可是头罩吸氧维持了一段时间后，缺氧表现又明显了，只能再次给予 nCPAP。看着孩子急促的呼吸，想到孩子爸爸对我们的信任，我无法安心。下午下班后我在医院食堂简单吃了晚饭，留守在病房与值班医生一起坚守，共同为孩子的健康保驾护航。

是啊，我们新生儿科才成立几年，医护们都太年轻，经历得太少，而且一晚上可能有手术室和产房的监护需要我们值班医生过去，加上还要照顾病房里的其他孩子，我实在不放心。危重的孩子需要极度精心的监护和敏锐的观察，为了孩子的安全，今夜我必须留下来。

晚上九点，孩子的病情又一次出现波折，呼吸变得更快，氧饱和度也掉了下来，非常明显的气胸加重表现。我再次叫来了孩子的爸爸，告知他孩子肺部情况复杂，目前气胸在加重，综合评估孩子现状后建议转市儿童医院做胸腔闭式引流治疗。

孩子父亲又和家属商量了片刻，听从了我的意见，同意转院治疗。于是，我帮他联系了市儿童医院的医生，在那里安排好了病床。半小时后，对方的救护车和医护团队来接患儿了，我把孩子送上了新生儿转运救护车。临别，孩子爸爸满含深情地对我说："张主任，这两天辛苦你们了，谢谢您！"

那一刻，我无比感动，又非常不安，感觉自己辜负了他的信任与期望，没能把孩子的问题给解决好。望着远去的救护车，我心海翻波，思绪难平。作为一名新生儿科医生，我们一定要和患儿的父母心心相印，只有心心相印，才能感同身受，见彼苦恼，若己有之，心生凄怆，化作行动。

我们新生儿科成立后，陆续开展了无创呼吸机和常频通气呼吸机技术，还开展了深静脉置管肠外营养技术，大部分新生儿危重症患儿我们都有能力收治了，既方便了家属探视，又减轻了很多家庭的经济负担。但是，我们在新生儿胸腔闭式引流这项技术上，一直没有取得突破。送走这个患儿后，我下决心要解决这个问题！

我们科内所有年轻的姑娘（我们是清一色的娘子军）都十分认真与努力，联合胸外科医生，两个科室进行科科合作，大家一起努力，终于突破了这项技术，重症气胸患儿从此不需要再转院了。

自从我们成立了市危重新生儿救治中心，科里的危重患儿数直线上升，以至于有年轻医生感慨："这半个月的病危患儿数快赶上过去半年的了。"是的，我很清楚大家的工作强度，但是我希望大家不怕苦不怕累。

新生儿科的年轻姑娘们，还记得我们做的首例 nCPAP 吗？尽管有我坐镇，你们还是有些手忙脚乱，而你们现在上有创呼吸机已经能够有条不紊了；还记得病房出现的首个李斯特菌感染、首个 GBS 感染，当时让你们翻资料查文献，现在你们也都能分析得头头是道……

你们，可不就是在这一个个病例中锻炼和成长起来的吗？！患儿家属的信任，就是对你们（包括我）最大的鼓励。你们每送一个由危转安的孩子回家，也把你们自己领上了一个新的台阶；你们分析的每一张影像资料，调整的每一个呼吸机参数，都是一次专业技术的进步，蕴含着智慧，积蓄着能量。

直至今天，我依然保持着"有病危儿我就住在科里"的习惯，为的是扛起"健康所系、性命相托"的这一份责任。希望我今天带教你们，他日你们带教新人，也能这样以身作则，做好医学的传承。

患儿的需求，就是我们的追求！家长的信任，就是我们的动力！

（新生儿科　张文英）

这两个家庭，让我看到了人性的闪光

以前，我从来没考虑过要做一名儿科医生，因为觉得儿科实在太麻烦了，小孩子生病，被一大堆家长围着，紧张得要命，孩子说不清楚自己哪里不舒服，每个家长又都有自己的想法，再怎么认真负责都有可能吃力不讨好。

至于新生儿科，那更是连想都没想过，毕竟太特别了。刚生下来的小生命刹那间就成了患者，根本就没有任何表达能力，完全要靠医生的观察与检查来了解病情、确定诊断。有时候，患儿的表现又千奇百怪、千变万化，连有经验的医生都无法肯定，毫无新生儿疾病知识的家长就更不明白了。认知的不同步往往让家长对医生持怀疑态度，无法信任，有时甚至怀疑医生在过度医疗，不配合医生的诊疗，一出问题又马上变脸责怪医生没说清楚，甚至引发纠纷、提出赔偿。而且，新生儿的病情变化极快，治疗手段又有限，是出了名的高风险科室，愿意干的人还真不多。然而，毕业之后进入吴中人民医院工作，居然就被分配到了新生儿科。一开始，我是满满的抵触情绪，但随着工作的开展，竟慢慢喜欢新生儿科了，再也没有想过当逃兵。

现在在我眼中，刚出生的宝宝们就是一个个小天使，实在太可爱了，而成功救活一个危重新生儿患者的成就感，更足以令我兴奋好几天。除了自己的一颗爱宝宝的心之外，大部分家长的理解、支持和信任，也是支撑我一路走下去的动力。

有一次收进来的一个危重患儿，她的爸爸就给我留下了很深的印象。那是个像大男孩一样多愁善感又心思细腻的父亲。他的孩子一生下来就窒息，在产房初步复苏后吸着氧被转至新生儿科住院。入院时情况很不好，紫绀，呼吸急促，哭声不畅，要吸入高浓度的氧才能维持生命体征，这种情况若不很快改善，是要上呼吸机的，所以患儿一住进来就被下了病危通知书。

我去跟家长沟通的时候，这个爸爸像个孩子一样哭了。他已经有一个儿子了，一直想要一个女儿，现在二胎如愿生了女儿，可生下来后却马上面临如此危急的情况。女儿被收在新生儿病房抢救，她肯定要遭受许多痛苦，可把当爸爸的给心疼坏了。看着这个伤心地流着眼泪的爸爸，我也挺心疼他，同时也担心接下来的沟通是否能顺利。

令我欣慰的是，与孩子爸爸沟通总体很顺利，让我松了一口气。可是就在沟通完不久，这位爸爸又来找我了，他要求把刚才的沟通记录拍下来。他的解释是想给认识的医生看一下，听一听他们的意见。

我答应了他的要求，心里也对他产生了些许戒备，因为临床上可以见到很多这样的情景，患方要求拍照，其实是为了留下证据，今后一旦出现什么问题就借此来追责。这明显是一种对医生不信任的表现。我开始担心这位爸爸在患儿住院期间会成为救治过程的绊脚石，给我们添堵。

真实情况是，怀揣小人之心的是我，人家根本就没有为此纠缠，他真的只是想要咨询一下认识的医生，听听他们的意见，毕竟这么稚嫩的宝宝一出生就与父母分离，被收进不能陪伴的新生儿病房抢救，搁谁都无法淡定。对此，我们难道不应该给予充分的理解？

越是这样的家长，我们越是小心谨慎。在里面，我们全力以赴地抢救，为使患儿家长安心而彻夜守护患儿；在外面，我们耐心细致地与家长做好沟通。张主任在这个患儿身上倾注了大量心血，我们这些年轻医生也十分努力，孩子的情况开始好转了，吸氧的浓度渐渐下调，头罩吸氧九十个小时后就成功离氧了。这期间有过一次家属探视，孩子爸爸穿着隔离衣、戴着口罩帽子、穿着鞋套，见到了他日思夜想的小公主，只是小公主正吸着氧，打着留置针，安静地睡着，没有看到爸爸来看她。

看着正在吸氧的女儿，爸爸开始擦眼泪了，哽咽道："女儿这么小就受这个罪，我好难过。宋医生，我对医学一窍不通，根本就帮不上什么忙，我家女儿就全拜托你们了！"

听到他这番发自内心的话，看到他这么信任我们，我的心里十分感动。之前是我错怪他了。我安慰他道："经过我们的抢救，现在孩子的情况已经稳定了，很快就能出重症监护室了，不要太担心。"

他那带着泪花的眼睛看着我，不停地点着头，说："是的，有你们照顾她，我放心。辛苦你们了，谢谢你！"

那一刻，我的心里很温暖。在医患关系比较紧张的当下，能够被家长信任地交托重任，能够被理解，能够被发自内心地感谢，是多么难得啊！

治疗进展顺利，孩子的情况进一步好转，很快就出了重症监护室转入普通病房，可是复查胸片还有点不尽如人意，虽然病情明显好转了，但肺部仍然留有少许炎症，孩子还需要再住几天。于是，我和孩子爸爸又做了沟通，向他说明了情况。孩子爸爸立即同意了我的建议，让孩子再住几天。

几天之后，孩子顺利出院了。这期间我和孩子爸爸的沟通都非常顺畅，他非常信任我们，在孩子情况明显好转后还给我们送来了锦旗和喜饼，在对我们表示感谢的同时，让我们分享了孩子新生的喜悦。

最令人感动的是，孩子爸爸在一次来给孩子送母乳后，突然给了我一张住院费的押金单，上面写的却是另一个住院时间较长的病重患儿的名字。他默默地帮人家交了1000元住院费，原因是他每次来探视自己的孩子时都发现这个孩子只有奶奶来探望，而且住院费拖欠比较严重，他觉得这家人肯定有困难，于是就想主动去帮人家一把。他把住院费押金单交给我的时候，再三表示不能把真相告知这家人，说他只是在自己能力范围内做点好事。

当我在科里向大家讲了这件事之后，立即引起了不小的轰动，大家都被他的善行所感动。"受到帮助"的家属很快就来找我了，解释说每次只有奶奶来探望是因为小孩的父亲出差去了，他们家里虽然并不富裕，但还没到需要别人接济的地步，表示如果科室里有真正困难的家庭的孩子的话，愿意把这1000元钱拿出来给更需要帮助的人。

这两个家庭，都是孩子刚生下来就病情危重而住院治疗，花销都挺大，都算是人生中的一个小坎，可是一个能够注意到身边人的困难后主动伸手去帮助，另一个在得知受到帮助之后并没有心安理得地觉得是天上掉下的馅饼而默默接受，而是在衡量自身情况后愿意去帮助更加需要帮助的人。这两个家庭都让我看到了人性的闪光，让我这个被很多人性弱点深深困扰的年轻医生相信，这世界上一定是好人多。我相信，我现在所走的这条路，一定会引领我看到更多更美的风景，而我只需要坚守本心，一路向前。

（新生儿科　宋颖）

陪伴一生的爱

这世间有千万种爱，情侣之爱、夫妻之爱、兄弟之爱、姐妹之爱、同学之爱、朋友之爱……有些爱，随着时间的流逝会慢慢消失，而唯有一种爱会伴随你我的一生。

我是一名工作了九年的新生儿科医生，怎么来评价我们这个科室呢？一个综合性二甲医院的小科室，生存在市立医院母子中心、市儿童医院的夹缝之中。外面的人经常说我们新生儿科是一个可有可无的科室，或者说是一个无足轻重的科室。新生儿能有什么毛病呢？出生后的黄疸每个小孩都有，晒晒太阳就好了，以前不都是这么过来的吗！还有就是早产、肺部感染、呼吸困难什么的，怎么还留在这里住院呀，赶紧转院去市立医院母子中心、市儿童医院……外人不理解，没关系，我们做好自己就好。

基于新生儿的特殊性，我们科室是一个与外界隔绝、总是处于封闭状态的科室。作为家长来说，初为人父母的喜悦也许立马被焦虑与不安取代了。

什么！宝宝生下来情况不好，这里那里出现了问题，需要住在新生儿科接受治疗？

什么！宝宝住院期间不能有人陪，还不能每天来看宝宝，这怎么可以呀？

尽管在入院之初就不厌其烦地强调只能在规定的探视时间前来探望、询问病情，但还是有很多家长随时过来询问病情，要求看一下宝宝。科室有相应的制度，医护人员的精力也是有限的，有时我们会详细给予解答；有时工作很忙，只能礼貌地拒绝。每当这时，有的家长能够表示理解，极力配合；但有的家长无法理解，开始大吵大闹；还有的家长，则喋喋不休。

印象比较深的是一个对我们来说有点"烦"的家长，每次送母乳过来，都要逮着医生护士问个不停，一问就是大半天，没完没了的样子。

一开始，我们设身处地换位思考，理解他作为一个新上岗的父亲的那种焦虑与不安，会详细给予解答。慢慢地，我们的耐心开始被消磨，对他会略显不耐烦。但是有一次，经过半天的相处，我彻底理解他了，觉得他是一个很合格的、充满了爱心的父亲，再也不觉得他烦了。

这是怎样的一个宝宝，怎样的一个父亲呢？

原来，这是一个母亲患有霉菌性阴道炎的早产儿，出生后即被诊断为"新生儿肺炎（细菌、霉菌混合感染）、新生儿呼吸性酸中毒、早产儿、低体重儿、新生儿皮肤感染"。在经历过呼吸大关、喂养大关后，此时正在抗真菌治疗的道路上慢慢地前行。

因出生胎龄小于三十四周，体重低于2000克，故小宝宝需在出生后二至三周进行早产儿眼底筛查。由于我院眼科在这方面技术条件有限，因此要去市立医院母子中心眼科完善这一项检查，而患儿因为还在我科住院治疗，所以我就带着患儿和他父母驱车前往市立医院母子中心。

记得那天比较寒冷，前一天晚上我跟家长确定好了时间，一个家长早上七点半在我们新生儿科接待处与我会合，另一个家长先去市立医院母子中心眼科挂号交钱。当我七点半准时到达医院时，夜班护士告诉我说患儿的母亲七点的时候就等在门口了。

"这么早！"我心里嘀咕着。

等我换好白大褂出来和家长见面时，患儿的父亲也出现了。原来一大早，患儿的父亲先把患儿的母亲送来我院后，立即赶去市立医院母子中心眼科挂号交钱，然后又匆匆赶了回来。

病房里，我用预热好的包被将患儿严严实实地包裹好，然后出来和患儿的父母一起乘电梯到地下车库。车子缓缓启动了，每过一个缓冲带，都明显地感觉到车子在减速。患儿的父亲一边开着车，一边又不停地"啰嗦"起来了。

"金医生，后排冷吗，我开的空调温度够吗，宝宝吹不到风吧？"

"嗯嗯，温度差不多，我用被子挡着风呢，吹不到宝宝的！"

"不冷就好，宝宝暖和就好，金医生辛苦你啦！"

"不辛苦，呵呵，你看宝宝多乖啊！"

接下来的一番话，一下子就让我对这个"啰嗦"的父亲的看法有了很大的改变。只听他不经意地说："金医生，昨天晚上我回来得太晚了，洗车店全都关门了，没有办法，我只能跟我妈在大晚上把车里彻底整理了一下，又从里到外仔细地擦了两遍。我必须保证车子干干净净，别出来做个检查，却让宝宝感染了其他疾病，这是绝对不允许的。"

听到这里，我心里特别感动，这个父亲虽然很啰嗦，但他确实是一个非常细心的好父亲，这种对孩子的爱，太令人感动了！

到了市立医院眼科，一切都很顺利，眼底筛查的结果也不错，三周后复查即可，小家伙也很乖，检查的时候不哭也不闹。

检查完毕，回我们医院的路上，啰嗦的父亲又开始喋喋不休地讲个不停，全是关于宝宝的话，话语中充满了父爱。这时我已经一点也不觉得他烦人了，只觉得作为一个父亲，他的形象特别高大。

这世间的爱千万种，唯有父母的爱会陪伴你我一生，对此我们要倍加珍惜。作为一名新生儿科医生，在今后的工作中我应该更多地去理解那些年轻的父母，用心关爱每一个患儿，呵护好他们的健康，让他们的父母放心。

（新生儿科　金佳妮）

笑容里藏着的泪花

不久前的一个下午，快要下班了，突然接到急诊儿科打来的电话，说急诊儿科来了一个重症水痘患儿，全身出现皮疹伴高热已经有四天了，已在本市两家大型三甲医院看过，但用药后症状一点也没有缓解，孩子的精神状态也不好，家长心急如焚，急需住院治疗。

我放下电话，看了一下住院病人登记本，病房里的床位已经住满了，这可怎么办呢？想到重病的患儿和无比担心的家长，我急忙开通绿色通道，通过多方协调终于给这个孩子调配了一个隔离床位让她住了下来。见孩子住进了医院，焦急的家长终于安心了一点。

患儿已经躺在病床上了，我向孩子父亲详细了解患儿的发病经过，又给孩子做了体格检查。这是一名两岁大的女童，是个早产儿，平时就体弱多病，经常生一些小毛病，常去医院就诊。查体发现孩子的躯干、四肢、面部、发际处可以见到密集的黄豆大的丘疹、水泡，初步估计一下应该不少于三百个，有一部分皮疹已经结痂，但是仍有小的斑丘疹在新发出来。

一般来说，重症水痘可以分为三型，分别是皮疹密集型、大泡型和黑色水痘（合并 DIC）。这个孩子是典型的皮疹密集型水痘，属于重症。重症水痘发生的基础通常与孩子早产、免疫功能低下有密切关系。

由于在外面已经看过两家大医院，且已用了不少药，病情未见减轻，所以家长比较着急，这种心情我非常理解。女孩的父亲是一名机关干部，对我很尊重。我把他叫到办公室，向他详细介绍了孩子的病情，并把接下来的治疗方案逐一向他做了解释。

我告诉孩子父亲，孩子患的是重症皮疹密集型水痘，伴有相关并发症，目前中度脱水，血液生化检查提示有电解质紊乱，且合并皮肤细菌感染，现在病情比较危重，需要立即给予罗氏芬抗感染、大剂量静脉用丙种球蛋白冲击治疗中和毒素、补充水电解质等治疗措施。

孩子父亲明白事理，听了我的介绍后，对孩子的病情有了进一步了解。他以一种很信任的口气对我说："高主任，我女儿从小就抵抗力弱，小毛病不断，隔三岔五要往医院跑，这次水痘是被亲戚家的小孩传染上的，已经看过市里两家大医院了，可是病情还不见好转，治疗后反而加重，所以家里人都非常着急。现在住到你们吴中人民医院儿科了，又有高主任您亲自给我女儿看病，您又这么详细地向我分析病情，我已经安心不少了。高主任，您一定要把我女儿治好，我们一定全力配合您的治疗。"

孩子父亲话说得客气，思维清晰，然而我可以非常明显地感觉到他的内心是多么焦急。他说话时两手互握着放在身前，但即使两手互相紧握，却还时不时在抖动。

当晚的值班医生是个很年轻的住院医师，踏上临床岗位不久，第一次碰到这么重的水痘患儿。为此，我专门把他叫到办公室，把这个孩子的治疗方案向他交代清楚，对他强调这种水痘患儿千万不能使用激素，因为使用激素容易导致患儿发生免疫抑制从而加重病情。另外，患儿使用退热药体温下降后很快就又升高，间隔的时间越短说明患儿体内炎症介质越高，呈瀑布样发作，这时全身炎症反应严重，大剂量丙种球蛋白要及时用上去，要与疾病抢时间，全力挽救孩子的生命。最后，我语重心长地对年轻医生说："我们眼中的患儿，都是父母心中的宝贝，孩子病情的变化时刻牵动着家长的心，因此夜里值班一定要仔细观察，遇到处理不了的情况随时汇报。"

年轻医生不住地点头，非常认真地把我的叮嘱记在本子上。不一会儿，孩子的体温又升到了 40.5℃，手脚冰冷，四肢还有少许抽搐的迹象。孩子父亲在签完病情危重告知单后，显得非常焦急，整个身子都在微微颤动，看得出来他内心的担忧、焦虑和不安已经升到极致了。他把眼眸投向我，充满了一种近乎乞求的渴望，那目光令我终身难忘。我内心为之一震，立即不假思索地说："孩子爸爸你别急，今夜我不回去了，就住在病房里和你一起守着孩子。"孩子父亲一听，居然露出了微笑，那笑容里分明藏着点点泪花，他连连说高主任给您添大麻烦了，我真不知道该怎么感谢之类的话语。我说不用谢的，作为一名儿科医生，这是我应该做的。

于是，我去食堂简单吃了点晚饭，便待在病房里，一边处理一些运行病历质量的事，一边密切观察孩子的病情变化。这时，孩子的入院检查结果已经出来了，化验报告单上的数据表明血液中的白细胞和中性粒细胞都非常高，肌钙蛋白也偏高，生化方面钠离子偏低。根据检查结果，我及时调整了治疗方案，加强了水电解质的补充，给予营养心肌的药物。

这时候，第二瓶丙种球蛋白已经用完，虽然患儿的体温还有38.5℃，但是手和脚都已经变得暖和了，脸色也从入院时的灰白色转变成浅红色了。因为两次发热的间隔时间没有超过四小时，所以我嘱咐孩子父亲用热水擦拭孩子大血管附近的皮肤，通过物理方法使其降温。经过这些处理，孩子体温的高峰已经有所下降。我从病房里进进出出，孩子父亲的眼光也跟着我进进出出，看得出来他已经不再那么焦虑了。

凌晨的时候，我轻轻走进病房去看孩子，惊喜地看到孩子父亲正在给孩子喂粥汤，孩子的精神已经好了很多，颈部在微微出汗，体温也有所下降。孩子父亲满含歉意地对我说："高主任，辛苦您了，让您忙了一个晚上，实在不好意思。"我说："看你说的，这都是我应该做的呀，现在孩子的体温在渐渐下降，精神也在慢慢好起来，我也就放心了。明天还要上门诊，我要去值班室里休息会儿了，下半夜有什么事你随时叫我！"孩子父亲频频点头，让我快去休息。

经过两天的积极治疗，患儿体温彻底降至正常，食欲增加，皮疹逐渐消退。住院十天后，孩子身上的皮疹彻底消退了，只留下密密麻麻的皮肤色素沉着，这些色素沉着经过半年左右的时间会消退的。我向孩子父亲说明了情况，交代了回家后的注意事项，就让他去办理出院手续。临别，他给我们送来了一面锦旗，衷心感谢我们对孩子的治疗和关心。

这位父亲，谢谢你对我们工作的认可，你笑容里藏着的点点泪花，我将永远铭记在心。孙思邈在《大医精诚》里告诫我们，做医生要"先发大慈恻隐之心，誓愿普救含灵之苦"。我们全力以赴救治你的女儿，这是我们的一份责任，更是医生这个职业所赋予我们的一项使命。今后我们必将更加努力，尽己所能，用心去治疗、去帮助、去安慰，去为病患指点迷津，在帮助他人的同时，也照亮自己的行医之路。

（儿科　高兰平）

挥之不去的眼神

作为一名儿科医生，每当在临床上遇到婴幼儿发热抽搐的时候，我首先想到的是热性惊厥。这是积累了多年经验后的一种正常的诊断思路，因为热性惊厥在 6 个月到 5 岁的孩子之间，其发病率是非常高的，在儿科十分常见。有时候一个急诊夜班，抢救室的病床上就可以同时躺着五个甚至更多的高热惊厥患儿，一晚上的忙碌常常令我十分疲惫。

热性惊厥发作的时候，患儿常有双眼上翻、咬牙、口吐白沫、口唇发青、四肢僵硬或抖动等症状，甚至还会出现大小便失禁。当第一次惊厥发生的时候，孩子突然表现的可怕景象，无不令每一个家长惊恐万分，都是抱着孩子直接冲进抢救室，同时无比焦急地大喊大叫："医生，医生！快点抢救，快点抢救！"

孩子父母的这种心情，我无比理解，因此，每当接到护士突然打来的电话，说来了个高热惊厥的孩子时，我会立即放下正在看着的病情相对平稳的孩子，箭一般飞奔过去处理高热惊厥的患儿。这时候，其他孩子的家长都非常理解，耐心地等我处理完之后，回来接着给他们的孩子看病。通常，没有一个孩子的家长会有抱怨，有的家长还会说一句医生您辛苦了，令我感到很温暖，觉得再忙再累都是值得的。

绝大多数热性惊厥的患儿都是高热惊厥，经过积极处理后很快就能停止抽搐，不再有反复抽搐发作，让无比紧张的父母松一口气。但是，两年前我遇到的一个高热惊厥的一岁半的小男孩就没那么幸运了，他反复抽搐，急坏了他的妈妈，而孩子的眼神，更是深深地刻印在我的脑海里，挥之不去。

那天一早的晨会上，夜班医生在汇报病区夜里情况时说，下半夜三点多来了个高热半天、抽搐一次的患儿，收住在我负责的床位上，已经给输液了，并做了退热镇静等相关处理。然而，晨会上的早交班还没有结束，护士就急匆匆跑过来说那个孩子又抽搐了。

听到抽搐两个字，我立即条件反射一般冲进了病房，只见这个发着高烧的患儿正躺在病床上，肢体还在不停地抽搐，孩子妈妈在床边急得手足无措，泪流满面，听不清她嘴里在说些什么。我立即下达口头医嘱，让护士马上给予镇静退热处理。很快，患儿的抽搐停止了。

惊慌失措的妈妈在一旁吓得瑟瑟发抖，我紧依着她，轻轻拍了下她的背，轻声安慰她。片刻之后，孩子妈妈的情绪稳定下来了。

给孩子做了相应的体格检查后，我对孩子妈妈说，目前看来孩子像是高热惊厥，但如果孩子反复惊厥的话，要高度警惕是否有脑炎存在。孩子妈妈一听，又变得非常紧张，我也被她的紧张情绪所带动，时不时去床边查看。

两个小时后，患儿的高烧终于退了，人也清醒了。我去病房查看时，见这个一岁半的小男孩正安静地躺在病床上，睁着一双大大的眼睛，那双眼睛特别清澈，仿佛泉水一样，只是精神依然有点软。

孩子妈妈站在床旁，对我微微笑了下，说："范医生好！"

我对孩子妈妈说："孩子烧退了，抽搐也暂时控制了，现在情况还可以，但还不能大意，你要多看着点，特别要注意是不是还有抽搐。"

"好的，我知道了。"孩子妈妈点了点头。

吃过午饭不久，孩子妈妈紧张地跑来医生办公室找我，说她儿子刚才眼睛上的肌肉抽搐了。我立即进病房一看，果然孩子的眼肌有微微的抽动，立即感到了问题的严重。我告诉孩子妈妈，孩子烧已经退了，但还是出现了眼肌局限性抽搐，高度提示中枢神经系统有病变，要马上做腰穿检查脑脊液，明确是否有脑炎存在。

一听说要做腰穿，又听说中枢神经系统感染的可能性很大，孩子妈妈急得又哭了起来，说自己一个人做不了决定，要和家里人一起商量一下。我说："好的，你们去商量一下吧，我先做好腰穿的准备工作，等你们的回音。"

大约二十分钟后，孩子妈妈红着眼睛来对我说："范医生，不好意思，家里人商量下来决定带孩子去上海的大医院里检查和治疗。"

听了孩子妈妈的话，我非常理解他们商量后所做的这个决定，也特别理解她此刻的心情。

"好的，没关系，我非常理解你们。确实，上海那边医疗条件好，孩子可以得到更好的治疗，所以你千万别着急，我这就把孩子的情况详细写下来，你带去给上海的医生看。这是我的手机号，有事随时联系我。"

安慰、关照过孩子妈妈，我立即写了详细的转院记录，帮他们联系了救护车，将患儿转到了上海市儿童医院。望着远去的救护车，我的心里十分不安。一周后，孩子妈妈拨通了我的手机。

孩子妈妈告诉我，她儿子在上海儿童医院确诊患了重度病毒性脑炎，而且脑实质受到了严重损害。上海医生告诉她孩子预后不好，要她做好充分的思想准备。听得出来，那一头孩子妈妈的声音是哽咽的，想到她脸上淌满的泪水，我的眼睛也湿润了。我竭力控制自己的情绪，想好好劝慰她一番，可我是那么无力，竟然找不出几句可以宽慰对方的话来。

又过了一个月，孩子妈妈来电说，她儿子从上海出院回苏州了，由于不会鼻饲，想来我们这里住几天。再次见到小男孩时，他已经躺在我们儿科的病床上了，还是那张小脸，还是那双大大的眼睛，却不再清澈，而是十分呆滞。他不停地扭动着，四肢已经萎缩，与原来那个可爱的孩子简直判若两人。

以这种方式相遇，我的心里无比难受。当我将目光转向孩子妈妈，看到她眼眶里流出的泪水，我再也忍不住了，快速转身走出病房，径直走进值班室，任泪水哗哗地往下流。

我也是孩子的母亲，能深刻体会孩子妈妈此刻的心情，因突如其来的疾病而失去一个健康的孩子，对她来说实在太残酷了，她怎么能扛得住这沉重的打击和身心的煎熬！

生命如此脆弱，健康如此不堪一击，现代医学如此乏力，作为医生，我突然感到自己竟如此无奈，面对病儿又如此无能为力。我为此感到苦恼，感到沮丧，感到深深的不安。

　　现在，我该怎么办呢？我要竭尽全力去治疗这个不幸的孩子，用心去安慰这个不幸的母亲，在孩子今后漫长的治疗与康复之路上，倾心倾力去为他和他的妈妈做一些事情，为他们多减轻一些痛苦，帮他们多找到一些光亮，期待奇迹在生命成长的过程中发生。

　　我擦干眼泪，平复了一下自己的情绪，从值班室出来，径直往孩子的病房走去。我多么希望经过我们的努力，在孩子稚嫩的脸上，又能看到那双清澈明亮的大眼睛！

（儿科　范秋红）

望着张大爷远去的身影，我流泪了

多年前，我从上级医院进修回来，开始开展动静脉造瘘术。这个手术针对尿毒症需要血透的病人。因为肾脏功能衰竭，不得不通过"洗肾"这种方式来排出毒素和多余的水分，而动静脉造瘘术就是将浅表静脉和深部动脉相连，便于穿刺进行体外血液循环。这种瘘管一旦成熟，便成了病人的生命线。

张大爷是我进修回来后遇到的第九个符合动静脉造瘘术条件的病人。这是一位 84 岁的老人，老伴前几年去世，自己因为骨折而长年卧床，生活不能自理，后来又发现了尿毒症。

噩运接连来袭，唯有女儿积极奔走，将张大爷送进了病房。也许是因为高龄反应慢，也许是因为卧床时间长了心情沮丧，每天查房都能看到张大爷沉默地盯着窗外，无论如何诊治，他都默默配合，并不多说也不多问。

常规术前评估并未发现异常，血管彩超也符合造瘘条件，很快就到了手术当日。尽管翻身移动都很困难，张大爷还是努力配合我们，整个手术过程他都未吭一声。偶尔抬眼看他，只见他呆呆地望着某个地方，眼神有些干涩，有些凄苦，有些无奈。一个多小时过去了，我小心翼翼地吻合好血管，触摸吻合口震颤也不错，正准备缝合皮肤时，发现手术针所到之处开始出现弥漫性渗血。血色淡红，量不大，却是持续的，缓慢而不停歇。

我开始紧张起来，是否有血管破口未缝合？我又重新检查了一遍伤口，然而并没有。我的额头开始冒汗，心跳开始加速，没有发现明确的出血点，但是淡红色的血液还是不停地在渗出来。找不到明确的出血点，针眼所到之处都在渗血，我开始害怕。怎么再缝呢？这是我未曾碰到过的问题，我立刻向范主任做了汇报，并寻求外科的帮助。几个人一番检查、商量、处理后，血还在缓慢地渗出来。

看着带血的纱布越来越多，我想尽各种可能性，开始心乱如麻："会不会是凝血功能有问题？但是凝血检查未见明显异常啊！会不会是因为做血透使用肝素的问题？但是肝素的半衰期不会这么长啊！"

此时此刻，止血已经刻不容缓，无奈之下，我们决定结扎吻合好的血管，无论如何保命更重要。看着近两个小时的心血白费了，我的心中五味杂陈。想到张大爷女儿的殷切期盼，我开始不安，感到内疚。然而，更悲哀的是，结扎好血管后，渗血仍在持续，尽管我们使用的是细如发丝的手术针，还是可以看到针眼里有血冒出，变大，再缓慢地流淌开来。

完了，骑虎难下了。

我的咽喉开始发干，开始心乱如麻，越来越不安。术前我应该更好地评估病情，患者之前插临时血透管时也一直渗血，我为什么不提高警惕呢？我为什么不重视呢？该不会有什么血液系统的疾病吧？

此刻，我的内心悔恨交加。

时间一分一秒地过去，我开始手足无措。鉴于渗血量并不是很大，我们决定缝皮加压止血。尽管心中忐忑，我也只能强装镇定开始缝皮。然而，缝皮针每穿过皮肤一下，就有更多的血从针眼里钻出来。

"血管都结扎了，血总有止住的一刻。"我们互相安慰。

缝合后，我又用纱布绷带加压包扎。整个手术，从计划的一个多小时，变成了一个上午。我们激烈地讨论着，也反复跟张大爷沟通，张大爷始终都是表情淡然地点头，似乎这一切并不发生在他身上。手术结束的时候，张大爷手术部位的手臂已经麻得无法动弹了，可他也没多哼一声。

返回病房时，张大爷的女儿已经心急如焚，虽然她已知晓手术中的变化，但真正通知她手术失败时，我还是觉得难以启齿，脑子里反复搜索着安慰的词，却是一片空白。

"也许还会渗血……"我感觉我的声音在发抖。

"嗯，知道了，医生辛苦了。"

没等我说完，张大爷的女儿就很礼貌地回应我，随后立即跑到张大爷的床边，他们父女对视的那一刻，我看到彼此的嘴角都在颤抖，尽管无言，张大爷的眼中却比之前多了一丝安宁与渴望。

不出所料，渗血持续了好几天，每一次去换药，我都觉得自己的腿像灌了铅一样沉重；每一次揭开沾满渗血的纱布，我都觉得自己的心在痛苦地抽搐。如果我经验丰富，如果我再警惕一些，如果我准备得更多，这一切或许就不会发生。

可惜没有如果。

多日后，出血终于止住了，但我已不敢再轻言手术了。

与张大爷女儿商量后，决定将张大爷转至上级医院改行腹膜透析治疗。转院途中，在120救护车上，张大爷依旧沉默寡言，女儿紧紧握着父亲的手，时而对视，满是眷恋。我坐在一旁，尽力说着一些宽慰的话，心中却一片迷茫。

很快就到了上级医院，因为提前沟通好了，交接手续办理得很顺利。张大爷即将被推去病房的那一刻，他忽然转头看了我一眼，在他睁大的眼睛里，滚出了一颗豆大的眼泪。

他的嘴巴动了动，气若游丝地对我说了一声："谢谢！"

我愣住了，这应该是他主动对我说的第一句话，然而我是多么愧对这一声"谢谢"！望着张大爷远去的身影，我止不住流泪了。在医患关系如此紧张的今天，这样的信任与宽容是多么珍贵！

后来，我再未见过张大爷，只听说他在护理院做腹膜透析，状况还可以，时不时还能见到他女儿来医院给他配药，和她聊上几句，问候一下张大爷。

再后来，他女儿也不来了。

从那以后，我比以前更加谨慎小心了，诊疗病人如履薄冰，如临深渊，关注到每一个细节。

是啊，失之毫厘谬以千里，任何一个小小的失误，都有可能改变病人的一生。偶尔午夜梦回，我还能记得那个眼神，那一滴豆大的眼泪，恍如昨天，也仿佛一直在我身后。

（肾内科　丁岚）

这一张欠条，让我忆起伤心往事

医院作为人们来到世界和告别世界的场所，每天都见证着生命的轮回。作为肿瘤血液科主任，我早已经历过了实习阶段第一次遇见抢救无效宣布死亡时的震撼，在遇见过太多的心力衰竭、呼吸衰竭、造血衰竭、大出血、肿瘤消耗、中毒、猝死等死亡事件后，对于医院里几乎每天都要上演的病人离世事件也已经习以为常了。然而，一个名叫小季的白血病患者的逝去，却深深地刺痛了我的心，以至于这么多年过去了，内心依然没有平复。

上世纪末，国内很多地方都还不富裕，贫困人口也很多，尤其对于刚刚大学毕业的小季来说，更是如此。

那是一个飘着小雨的晚上，作为值班医生的我正埋头安排第二天的血检。突然，一个声音在我耳边响起，我被这一个听似平静实则满含期待的声音深深地震撼了。

"徐医生，请你告诉我，我还能活多久？"

没有社会医疗保险，没有商业保险，大学刚毕业的小季就被诊断出急性粒细胞白血病，在完成一个疗程的化疗后，他的体温已经恢复正常了。今天晚上，应该是他病倒后第一次站起来走出病房，眼前高高的个子与他卧床时的样子完全对不上号，虽然还有点摇晃，但总算能够独自走到医生办公室了。

听到这个貌似平静实则不平静的问话，我将目光锁定在了小季脸上，看到他眉头微锁着，毫无血色的脸上有意露出一副无所谓的样子，一看就是装出来的。

"哦，是小季，你自己走过来的啊，可真好！你可别多想哦，只管好好治疗。你看，陈霞和你一样类型的白血病，骨髓移植成功，一点移植物抗宿主病都没有，活得好好的，还变得更漂亮了呢。"

陈霞的故事在苏州尽人皆知。她 20 岁时被诊断出急性粒细胞白血病，历经恐惧和病痛折磨，凭借坚强的意志勇敢地和病魔作斗争。她幸运地在台湾中华骨髓库找到了与之相配的骨髓，骨髓配对成功，在苏州大学附属第一医院血液科做了骨髓移植，重获新生。海峡两岸骨髓运送的整个过程，中央电视台做了全程跟踪报道，轰动一时。

我故作轻松地用陈霞的例子来鼓励小季，然后微笑着转过脸去看陪在他身边的漂亮女友。这位姑娘是一个十足的美人儿，曾深深地感动了我们肿瘤血液科的全体医护人员。她的家人在得知小季患了白血病后，立即从外地赶到我们医院，坚决要将姑娘带走。在孤独无援的情况下，姑娘流着泪坐在阳台的栏杆上，以跳楼为要挟拒绝回去，坚持留下来照顾男友。

面对姑娘的一片深情，她的家人也无可奈何，最后只能黯然离去。在姑娘的陪伴下，小季顺利完成了第一个疗程的化疗，效果非常好，我们大家都为他庆幸，给他鼓励，似乎生的希望如火山喷发的岩浆一样滚滚而来，势不可挡。

然而，这不如意事，十之八九。小季母亲的到来，给熊熊燃烧的希望之火泼了一盆冰水。

　　原来，小季远在苏北的家里一贫如洗，他上大学这四年已经欠了一屁股的债，现在住院的治疗费用全是他哥哥垫的钱，而哥哥做生意又欠了很多三角债，后续需要的化疗以及骨髓移植的巨大费用根本就无处筹措。没有钱，一切都是空的，刚刚燃起的希望之火就这样被无情地扑灭了。

　　上世纪末，因为经济原因，常有得了重病的孩子被放到医院急诊科门口，被医院救治好转后，家人因为惧怕承担医疗费用而不敢露面，只能半夜里把孩子偷回去。我们肿瘤血液病区也经常有患者千里迢迢赶来看病，确诊后却又说要回老家去治疗，实则是因为没有钱而放弃了治疗。面对这种情况，我们只能沉重地叹息一声。

　　小季在巩固期间精神明显好转，我们还吃到了他女友亲自买来的喜糖，说是两人订婚了。我为他高兴，空闲时也常和他聊聊，听得出来他很爱女友，对未来也有着美好的憧憬。

　　然而，由于没有钱，小季没能得到救命的骨髓，巩固期间不到半年时间，他的白血病就复发了，而且迅速恶化。

　　"我要治疗，给我上化疗吧，我不想死！"

　　这是小季复发后说的最坚决的话，这话传入我的耳中，令我心碎。想到几个月前他脸上一副无所谓生死的样子，我心痛得更加厉害了。可是，我又能为他做些什么呢？我只能经常去安慰他几句，用支持疗法尽量延长他的生命。

小季受过高等教育，明白只有化疗才能杀死白血病恶性克隆细胞，才能有机会缓解病情或生存。但是，一贫如洗的母亲除了流泪，还能怎么样呢？疼他爱他的哥哥也已经很久未露面了，据说一直在筹钱。他的女友，那位美丽的姑娘，在他便血不止的时候，给他洗完了最后一件衣服，也洒泪而去了，据说已经没有勇气再看一眼他那层蜡黄的枯皮包裹着的一副骨架和绝望无助的眼神。恶疾使他容颜枯槁，在爱他的人心中，也不再是初见的模样了，唉……

最后的结果是抢救无效，小季老家来的亲人抬着担架把他带回去了。那个简易担架盛不下他那高高的犹如竹竿的个子，他那双穿着旧皮鞋的脚直挺挺地露在担架外面足有一尺长，白布下的身子薄得像一张纸，见者无不感到伤心与惋惜。

担架承载着小季的冰冷躯体，在住院处的门口他们停歇了一会儿，因为欠了很多钱而没办法结账，最后小季的哥哥写了一张欠条给我，由我垫钱给他们结了账。小季生前我无法帮助他战胜死神，在他死后我所能做的也只有这些了。这张欠条在我的本子里放了很久，一直到多年后我搬家，偶尔翻到，不忍再次忆起这伤心往事，遂将其付诸一炬。

现在，各种恶性疾病的发病率还在继续攀高，医院里每天上演着爱恨情仇与生离死别，所幸的是医保制度、商业保险、互联网救助、慈善捐助等的普及，很多人看得起病、看得了病了，水滴筹、爱心筹、众筹等平台以及各种爱心基金渠道，给很多弱势群体增加了治疗的机会。作为医生的我，经历了许多，依然几十年如一日，做着力所能及的事，本着"救人一命，胜造七级浮屠"

的信仰，如老牛耕田，一步一趋，履行职责。

（肿瘤血液科　徐秋萍）

这里对他来说，已经不止是一个病房了

忙碌了一个上午，终于到了中午吃饭的时间。我刚准备脱去白大褂，手机铃声就响了起来，一看来电显示，是朱主任从门诊打来的。

"小顾，你还没下班吧，你等一下哦，来新病人了，马上就到病房，你处理一下。"

我心里嘀咕了一下，立即停止了脱衣动作，将白大褂整理了一下，走出医生办公室去迎接新病人。

第一眼看到躺在平车上的患者，直觉告诉我这个患者不是简简单单就能搞定的。但见他瘦得几乎皮包骨头了，闭着眼睛，精神萎靡，一看入院证，已经 89 岁高龄了。

护送人员告诉我，他是个"五保户"，未婚未育，平时一直一个人生活，这次发现不对劲已经半个多月了，最近情况越来越不好，只能由他们几个社区工作人员护送到医院里来接受治疗。

检查完患者，我皱着眉头对社区护送人员说："片子呢，给我看看。"

社区护送人员一脸茫然地说："什么片子？没有看到呀。"

我很无奈，只得说："是还没有拍吧，那就先去拍片吧。"

对这样的患者，不能明确是否有颅内出血是无法进行有效治疗的，于是我联系了放射科，让患者先去拍头颅和胸部 CT。患者去做检查的时候，我简要梳理了一下目前了解的情况：男性，高龄，既往史不详，没有家属，已经半个多月了，相关症状和体征不能排除颅内出血，病情最近又在加重，意味着各方面的风险都很大，是个棘手的患者。

然而，更棘手的还在后面呢。头颅与胸部 CT 结果都出来了，我拿起 CT 片对照报告一看，果然有蛛网膜下腔出血，还有肺部感染。

等了半天等来这么一个棘手的结果，我对此十分重视。我赶紧向朱主任做了汇报，并请神经外科做了急会诊。神经外科会诊意见是，目前没有手术指征，建议内科保守治疗。

我给患者开好医嘱，安排好了护工，看护士将点滴打好，又详细关照了社区护送人员，才脱去白大褂，下楼吃饭。

此刻，已经是下午一点了。

这个"五保户"患者姓沈，就叫他沈大爷吧。入院后，由于蛛网膜下腔出血，他烦躁不安，十分难护理，护工阿姨也不愿意照顾这么麻烦的病人，查房期间频频对我们抱怨。

无奈之下，我们医护也只好尽量安抚护工阿姨，仿佛是沈大爷的家属一样反复拜托她，请她多费心。我心里清楚，看护是决定患者预后非常重要的一环，经验证明精心周到的看护能够帮助患者度过最困难的时期，尽早康复或延长生存期。

所以，我对护工阿姨千般叮咛，万般嘱咐，反复关照，告诉她看护过程中的注意事项，比如如何防止沈大爷在烦躁中把身上的各种管子拔掉，如何防止他的呼吸道被浓痰堵塞，如何定期给他翻身防止褥疮形成……

护工阿姨是一位心地善良的农村妇女，觉得沈大爷孤身一人真的很可怜，便同意继续尽心照顾他，并努力按照我的叮嘱去做。护士们也加强了巡视，定时或不定时地去看他。我们大家都很同情沈大爷，相比隔壁患者有家属无微不至的关心与照顾，有满怀爱心送来的一日三餐，而沈大爷只有陌生的护工阿姨陪护和冷冰冰的营养液在维持生命。

病重单身汉的老年生活何其凄凉，尤其是生病住院的时候，他多么需要大家的关心啊！于是，我尽量在空闲时去床边多陪陪他，但是他昏睡着也无法与人交流，我只能默默地站在床边，为他整理一下被子，关照护工阿姨几句，静静地待一会儿，然后悄悄地离开。

随着治疗的起效和时间的推移，沈大爷不再烦躁不安，慢慢清醒，病情逐渐好转，并趋向稳定了。护工阿姨真的没有让我失望，在她的精心看护下，沈大爷的各种管子没有脱落过，呼吸道没有被痰液堵塞过，身上也没有生出褥疮来。

我查房的时候，每每向沈大爷询问病情，他总是点点头，或摇摇头，虽然不讲话，但身体语言表达得很清晰，我能理解他的意思。

空闲时，我们医护一起去看他，他常会露出慈祥的微笑看着大家，我知道，这是他在向大家表示感谢。

住院即将满一个月，沈大爷恢复得差不多了，可以出院回家了。我们联系他所在的社区，但是社区工作人员表示他们无法做决定是否出院。无奈之下，我们设法找到了他的远房亲戚的联系方式，与他们联系出院之事。然而，令人遗憾的是，他们不但拒绝让他出院，反而提出了让他长期在医院里住下去的无理要求。

我们为了沈大爷回家费了许多心思，沈大爷自己无法表达，但他心中其实是清楚的，虽然他只是微笑地看着大家，脸上并没有表露出任何愁苦，其实，他内心的愁苦我是懂的，可我也只能继续同情他，多去关心他。

就这样，沈大爷留下来了。现在，他已经在我们神经内科病区待了两个多月了，护工阿姨依然对他悉心照料，无微不至如同亲人，还偷偷地给他改善伙食。不过，因为沈大爷是鼻饲进食，所以我们还是在赞赏护工阿姨的同时婉转地批评了她。

沈大爷从不烦人，非常配合我们的工作，不会对我们生气，更不会任性地发脾气拔针头，所以护士们都很喜欢他，平时大家也会多和他说说话，虽然他只会以微笑回应。

现在，沈大爷的气色比之前红润了许多，各项实验室检查指标也在进一步好转，在医院里笑眯眯地度过一天又一天，而我们就像他的家人，有空就去陪陪他，让他能够感受到一些被关爱的温暖。

一些医疗之外的事情一时还很难解决，沈大爷还会继续在我们神经内科病房住下去。每当看到他脸上的笑容，我就在心里想，这里对他来说已经不止是一个病房了，而是带给他健康与温暖的一个新家园。

（神经内科　顾志娟）

践行叙事医学，用心聆听患者的心声

在消化内科工作几十年，发现有这样一种病人，他们患有一般的疾病，并不严重，然而心理负担却很重，经常去查看一些书上或网上的资料，一知半解中令自己更加惊恐，负担越来越重，严重影响工作和生活。在我接诊的病人中，陈老师就是这样的类型。

陈老师在我这里看病可算有点年头啦，她是一位家住东山镇的退休教师，今年已经76岁了，和先生生活在一起。因为感觉胃不舒服，基本上每个月都要从东山坐公交车赶来苏州，到我的消化内科门诊来找我看病。

事情要从头说起的话，还得回到十四年前。记得当时陈老师已经退休几年了，62岁，满头白发，又高又瘦，满面愁容，眉头紧锁，来看病时都是先生陪她一起来的。每次看病，她总是说自己胸闷、胸痛、烧心、嗳气、反酸、食欲不振、失眠等，一次又一次门诊查体都没有发现有大的异常情况。

当时，陈老师曾住在内科病房做了许多检查，生化及肿瘤相关检查未见异常，心电图与胸腹部 CT 检查也没有明显异常，只有胃镜检查发现有轻度食管炎和慢性胃炎，给予洛赛克、吗丁啉等药物治疗后，病情有一些好转，但是出院回家后用不了多久，就又会出现上述不适，病情时轻时重，几乎每年都要来医院做一次胃镜检查，前后做了十余次检查，每次检查都未发现食管及胃有新的异常改变。

听陈老师的先生讲，陈老师平时在家里心思很重，总是担心自己的胃病会恶化。她会经常去找一些书或杂志看，并且与自己的疾病对照，总感觉自己的胃病马上就要恶化成胃癌了，因此神经高度紧张，有时甚至整夜整夜地失眠。

了解到这种情况后，我向陈老师做了更加详细的解释，希望她能够放下心理包袱。可是一次又一次解释，效果总是不好，无奈之下给她请了心理医生来会诊。心理医生详细了解情况后，认为陈老师已经患上了抑郁症，随即开出处方，给予"百忧解"服用。但陈老师看过药物说明书后，坚持认为自己的精神没有问题，坚决不肯服用。

对于陈老师的这种固执己见，大家都无计可施，只是她的抑郁症似乎越来越严重了，她对自己的身体更是充满了怀疑，开始时不时给我打电话，说她的身体怎么怎么不舒服，问我病情是不是很严重了，甚至问是不是变成癌症晚期没有挽救的希望了。

开始几年，陈老师基本上每个月都会给我打来一次电话，常常是晚上打电话到家里。每次听她说完病情我总是解释一番，再对她指导一下用药，然后多半是安慰与鼓励的话，告诉她身体并无大碍，只是一般的胃病，没有恶变的迹象。听罢，她放心了，说声谢谢，就把电话挂了。可是用不了一个月，她就又紧张了，又打电话给我。到后来，几乎每个星期都能接到她内容基本一样的电话。

这些年来陈老师如此反复，没完没了，我也开始烦她了。有时我正忙着的时候突然看到她的来电，心中会有一丝不快，但想到她的身体状况和求助心理，也只能耐心接听并解释。

四年前的一个晚上，陈老师又打来电话了，声音特别着急。这次她不讲自己的事，而是来电话告诉我，她先生上腹部痛了一天，没有好转的迹象，问我怎么办。

我考虑他先生年事已高，让她明天一早就带先生来我院检查一下。第二天一上班他们就到医院了，我给她先生做了胃镜检查，发现有胃体溃疡，外观看上去不太好，遂让他住进我们消化内科病区治疗，同时等待病理结果。

不出所料，病理报告提示陈老师的先生患的是胃癌，我及时联系了普外科主任为他做了手术。手术非常顺利，术后病理诊断是胃癌早期。因为发现得早，术后避免了化疗之苦，而且恢复得很好。

先生身患癌症，得到了及时治疗，最后完全康复，这给了陈老师巨大的鼓励。借此机会，我在关心她先生的同时，不断地鼓励她，启发她，让她正确对待自己的疾病，不要看得太重，而要轻装前行，配合医生做好治疗，争取早日康复。此后，陈老师的精神状态开始明显好转，也愿意服用"百忧解"了。经过心理医生的进一步安抚与治疗，如今她的精神状态已经恢复了正常，身体状况也比以前强了许多，不再愁眉苦脸，脸上有了笑容。

现在，陈老师有时是自己来看病配药，有时是陪先生来检查身体。这些年来陈老师经历了很多，人变得坚强了，身体有了极大的好转，已经停服"百忧解"，有时也可以停服胃药了。所以，她现在已经很少给我打电话了，我为她目前的精神状况和生活态度感到高兴。

当然，现在陈老师有时也会打来电话，但不再是为自己的身体而滔滔不绝，而是问我上班的时间，她要把自己家里的时令土特产送些给我。尽管我一次次婉拒，但她总是一次次坚持到底，第二天不论刮风下雨，一定将家里种的当季蔬菜或水果送到医院里来给我。

陈老师的东西和她的这份情义，我都收下了，心里暖暖的。她是我的一位多年的患者，如今成为我的朋友，我们之间的关系很和谐，已经超越了"医患关系"的范畴。之前老人心理负担重，怕患上不治之症，稍有不适就来找我，或者电话不断，这些都应该予以理解，在给予医疗照护的同时，还要给予心理上的疏导和呵护。

最近这几年，我们医院推行叙事医学，鼓励医务人员学会共情，关注患者的心理变化与内心痛苦，努力去帮助他们。几年实践下来，我的内心有了一种抑制不住的冲动，要以谦卑、尊重、好奇之心去聆听患者的心声，感受他们的痛苦，用心去帮助他们，慰藉他们的心灵。叙事医学像阳光一样沐浴着我，让我在每一个忙碌的日子里都能够静下心来，放慢脚步，用自己的一颗心去聆听患者的那一颗心。

（消化内科　沙莎）

我上前一步，给了她一个轻轻的拥抱

这是一位 40 多岁的男性患者，因黑便而入院，这已经是他第二次住进我们消化内科了。上一次住我们消化内科，是在年初的时候，也是因为十二指肠球部溃疡伴出血而急诊入院的。

入院后，他被安排在 36 床。床旁询问病史的时候，他妻子说他最近非常劳累，饮食也没有规律，经常在工地上加班加点，为了这个家而拼了性命。说这话时，她的脸上全是心疼的表情，看得出来夫妻感情很深。

入院第二天，我给他做了胃镜检查，果然又是十二指肠球部溃疡复发，溃疡表面有血痂及可疑血管影。因为存在再出血的风险，我叮嘱他要注意饮食，目前只能进食流质，好好卧床休息。遗憾的是，他没有听我的话，当天偷偷吃了很多饭，补液结束后又悄悄溜出病区，到工地上去干活了。

次日早晨我一上班，值班医生就对我说，36 床昨天晚上七点多才回病房，半夜里头晕、胸闷、心慌，虽然没有排黑便、没有呕血，心率也不快，但是血压最低的时候只有 80 ~ 90/50 ~ 60 mmHg，已经做了心电图提示是正常的。

我一听，出于这么多年消化内科专业的职业敏感性，判断他的十二指肠溃疡又在出血了。

十二指肠溃疡出血是消化内科最常见的疾病，大部分病人补液、抑酸治疗后就能控制、恢复，但有极少数病情凶险的病人，溃疡侵蚀到了动脉导致反复出血，需要内镜止血治疗才能够控制。

听完值班医生的汇报，我直奔 36 床，见他正躺在病床上，精神十分萎靡，面色苍白得像一张白纸，贫血显然又加重了，一旁连接在他身上的监护仪显示心率 80 次／分、血压 100/60 mmHg，但是他自觉稍微动一下就会头晕、乏力、胸闷。

我问他昨天为什么没有按照我说的吃流质，输完液为什么要偷偷溜出去。他没有隐瞒，无奈而不安地对我讲了实话。我知道他家生活不易，不忍心再去责怪他，只说了句"健康是第一位的，以后可不许这样了哦"。

开好医嘱，我嘱咐护士立即开通两路静脉补液，申请输血，加大抑酸剂的用量，加强护理。看护士将治疗措施用上以后，我把他的妻子叫到办公室，告诉她说病人又反复出血了，估计是溃疡面的小动脉出血，昨日不良进食和劳累是诱发因素，如果经过治疗还是胸闷、头晕，那就需要做紧急内镜下止血治疗了。

看得出来，我的话令他的妻子非常紧张。我安慰了她一下，又关照在班医生多观察病人的贫血情况、尿量、血压、心率等，有情况及时汇报。随后，我就出门诊去了。

在门诊看病期间，我心中时刻惦记着他，抽空打了个电话询问情况，回复说目前血压稳定、心率不快，我放心了不少。门诊结束时已经十二点多了，我匆匆地赶回病房，直奔 36 床，见他还是严重的贫血貌，输了 400 ml 血后丝毫没有改善，反而更加严重了。护士说最低血压只有 70/50 mmHg，但是心率一直在 80 次／分左右，没有呕血、黑便，患者的表情很淡漠，闭着眼，一动就胸闷、心慌。

根据自己二十多年的临床经验，我判断他的十二指肠溃疡还有活动性出血，目前是休克早期，必须要急诊内镜下止血了。

我马上让值班医生送了手术通知单，同时与他的妻子做了沟通，告诉她说病人目前病得很重，因为考虑现在还在出血，胃内积血较多，需要去手术室在气管插管保护气道的条件下做内镜下止血治疗。

他的妻子一听要进手术室，立即急得哭了起来，口中含糊不清地说他可是家里的顶梁柱，如果倒下了这个家可就完啦，这可怎么办呢？看得出来她已经手足无措，不知道该怎么办了。

我一边安慰她，一边让她唤来儿子及丈夫的大哥，等人到齐后，我向他们解释说，目前病人消化道出血不止，情况十分严重，要立即做内镜下止血，而大部分情况下内镜下止血是非常有效的，虽然有再出血的可能需血管栓塞介入止血，甚至手术治疗，但发生后面这种情况的概率还是很低的。

听了我的解释后，他们的情绪稍微稳定了些，稍微商量了一下，同意立即给病人做急诊内镜下止血。他的妻子伸出颤抖的手，在知情同意书上签了字。

"你们安心在外面等着，有什么情况我会随时出来告诉你们。"

在手术室门口，我尽量以平静的口吻对他们说，但是看得出来，他们的眼神充满了担忧和期待，尤其是他的妻子，眼神更是交织着焦虑与恐惧。我内心一动，上前一步给了他妻子一个轻轻的拥抱。刹那间，他的妻子竟然泪流满面，而我的鼻子也变得酸酸的。

进了手术室，上好麻醉，内镜顺利进入胃中，果然看见胃内存积了大量鲜血，往下探查，见十二指肠溃疡部位还在出血。经过紧张的注射、电凝及钛夹联合治疗，血终于止住了。

我直起身来，长长舒了口气，才发现自己的腰背已酸痛得不行了。

病人苏醒后回到病房，还是感到头晕，但监护仪显示血压、心率都正常。我安慰他说："可能是麻醉的关系，另外贫血还比较严重，所以还会感到头晕，你安心休息，不要多想。"随后，我将他的哥哥、妻子、儿子叫到办公室，告诉他们因为溃疡侵蚀了动脉，虽然内镜下看血已经止住了，但还会有再出血的可能，而一旦再出血的话，就需要血管栓塞介入止血了。

由于我们医院目前尚不具备血管栓塞介入止血的条件，所以他们商量后，希望能转到有条件的市里三甲医院去，万一再出血可以迅速进行血管栓塞介入止血。我十分理解他们的心情，帮助他们联系了市里三甲医院的病房，病人当晚就顺利转过去了。

过了两天，我打通了病人妻子的手机，询问病人的情况。她告诉我说，我给他做的内镜止血治疗效果很好，转过去后没有再出血，所以也没有做血管栓塞介入止血。丈夫转危为安了，听得出来她很开心。

一周后的一个中午，我结束了上午的门诊回到病区，在走廊里有人轻轻拍了一下我的后背，回头一看竟是原来36床病人的妻子。此刻的她不再愁眉苦脸，而是挂着一脸的笑容。

"金主任，我们又回来了，在你们医院再住几天观察一下，然后就回家去。"

我点着头，说："好的好的，让你丈夫再好好巩固治疗几天，休养几日，然后就早点回去哦。"

　　"金主任，这些日子多亏了你。你可知道那天我丈夫被推进手术室时，我多害怕呀！感觉自己都快要倒下了，是你那个拥抱让我感到十分温暖，一下子就有了信心和力量，站在手术室门外面对着刺眼的'手术中'三个字坚持了下来。金主任，我代表我们全家衷心地感谢你！"

　　说这话时，她居然弯腰向我深深地鞠了一躬，我立即伸手将她扶起。

　　"快别这么说，所有这一切，都是我这个做医生的应该做的。经过我们共同努力，你丈夫现在已经脱离了危险，很快就能康复了，我真为你们高兴！啊，对了，你丈夫现在住在几床呀，我们快去看看他吧。"

　　"他就住在前面这个房间，金主任，请！"

　　我来不及回办公室，立即跟她匆匆走进了那个洒满阳光的病房……

（消化内科　金雪琴）

医学不仅是科学，更是"人"学

2020年3月23日我上心内科门诊的时候，接诊了一位70来岁的老伯。老伯对我很客气，讲话非常有条理。我细细打量他，见他穿着朴素而整洁，举止稳重而有礼，应该是一个文化素质很高的知识分子。

因为做家务劳累了以后，老伯发作了一次持续约十分钟的胸痛，于是来我院心内科门诊就诊。平常他在一般活动的情况下并没有什么不适，生活习惯也比较好，不抽烟不酗酒。根据他描述的胸痛病史，我给他做了心电图检查，但也未见有什么异常。

追问病史，老伯补充说三个月前他在美国的时候，也有过一次胸痛发作，不过那次发作比较严重，还不停地出冷汗，被女儿送到美国一家医院的急诊室里观察了一个晚上，但是医生什么结论也没有给。

老伯一边对我讲他的病情，一边告诉我说，在美国那一个晚上的急诊观察，他居然收到了两万美元的账单，还是国内好，看病既方便又便宜，而且医生的态度又好，令人放心。

言谈中，我明显感觉到老伯对我很信任，对我寄予了很大的希望，这令我感动，同时也感到责任重大。我仔细和老伯分析了他的症状，比较符合心绞痛的特征，如果是心绞痛，这样的情况属于不稳定型心绞痛，有发生急性心肌梗死的风险。因此，虽然目前心电图正常，我还是建议他立即住院，查一下心脏血管造影以明确诊断。

老伯是个明白人，一听就知道了自己病情的轻重，当即同意住院做进一步检查。就这样，老伯住进了我们心内科病区。在病房里，他对我们医生护士都是客客气气、彬彬有礼的。

第二天上午，我与老伯进行心脏血管造影检查的术前谈话，老伯的爱人也来了，是一位身材稍微有点瘦小、看上去也是十分和蔼的老阿姨。老两口仔细听了我有关这项检查的过程介绍和可能出现的情况说明后，连连表示他们都懂了，明白其中的道理，一切都听医生的，完全相信医生，并毫不犹豫地签了字。

其实在这次谈话前，我是想让他们来一个子女的，但是一交流才知道，他们只有一个女儿，女儿全家都在美国，他们每年都会用半年时间去美国那边帮女儿带小孩。

说到美国，自然而然说起了美国那边的新冠肺炎疫情。老伯讲他听女儿说那边的疫情已经比较严重了，他们现在都是在家里办公，没事不出门了。说到自己的女儿，老夫妻俩的脸上挂满了幸福。

心脏血管造影检查术前，我分析老伯的心脏血管可能存在病变，但是其严重程度应该还没有到必须放支架的程度，但是最后结果还要等下午的心脏血管造影检查结束后才能明确。

下午一点半，老伯被送进了导管室，连接监护设备、消毒铺巾、穿刺、送入导管……一系列操作都非常顺利，造影结果却比事前分析的要严重复杂得多：冠状动脉左主干病变，前降支有多处狭窄病变。

我把老伯冠状动脉病变的严重性和复杂性都对老阿姨讲了，老阿姨一听就懂了，很坚定地对我说："既然病变很严重很复杂，那么该怎么治疗就怎么治疗，一切全听您的。"

老阿姨说得很干脆，我从心底里感谢她对我的信任，但这一份信任也给了我一种别样的压力。毕竟老伯年龄大了，唯一的女儿还远在美国，因为新冠肺炎疫情的缘故，美国飞往中国的航班已经很少了，她一时之间不可能从美国回来，即使想办法乘飞机赶回来，中途可能要转机，还需要被隔离两周。因此，老伯这次治疗尽量不惊动女儿为好。为此，我必须为老伯选择一个最恰当、最安全的治疗方案！

我仔细分析了老伯的病情，想了多个治疗方案，反复权衡其利弊。如果全程包括左主干都放上支架，一是手术风险大，二是预后也未必好。我仔细阅读老伯多个体位的造影图片，反复察看图像，发现前降支中远端处的狭窄病变最严重，而且斑块不太稳定，他的症状应该就是由这个地方的病变引起的。于是，我决定在那个地方为老伯植入一枚短支架，同时加强药物治疗，这个方案应该非常有效且风险最低。

果然，支架植入的过程非常顺利，老伯安全返回病房。回病房后，老伯一切正常，老夫妻俩很高兴。过了三天，老伯就要出院了，临别时我反复叮嘱老伯，回家后如果再出现以前那样的胸痛，哪怕只有一次，哪怕时间很短，也要马上来医院复诊。我让老伯打开手机，将我的手机号码存了进去，让他有情况立即打我的手机。我注意到老伯在存我的手机号码时，手竟然微微有点儿颤抖，从他不停地说的"谢谢"声中，我能感觉到他内心的感动。

如何给老伯放支架，我完全相信自己的判断，但是医学实在太复杂了，有其不确定性，没放支架的其他病变部位用药物治疗效果究竟会怎么样，我的内心是有压力的。我不是想证明什么，我只是觉得老人的情况太特殊了，如果心脏需要再次做复杂的介入手术，风险不用说，关键是在这样一个罕见的新冠肺炎疫情时期，他的女儿却无法赶回来。非常时期，老伯的特殊情况让我对这次治疗有了特别多的思考，除了治疗原则外，还考虑了亲情、生活、生命等许多方面。

4月20日又轮到我上心内科门诊，老伯如期前来复诊，一见面他就非常开心地告诉我，他感觉胸口很舒服，再没有那样的胸痛发生了。此刻，我是何等的开心和踏实，我知道支架和强化药物治疗起到了很好的效果。其实在出院一周后，在床位医生常规回访中我就已经知道他的情况了，他出院回家后一切正常。

3月至4月，这一个月时间不长，但是遇到了新冠肺炎疫情，使得老伯的病情和诊治变得尤为特殊，而我也经受了一番磨炼，让我对医学有了更进一步的认识：它不仅是科学，更是人学！

（心内科　徐云）

患者姐姐，你的坚强鼓励了我

初入临床，对我来说，一切都充满着未知与新鲜感。

在一个个病人的积累中，我收获着自己的临床经验，而你，不仅是我的第一个病人，更是我的朋友，我的老师。我与你，在与病魔的抗争中，一起面对，一起成长。

记得那个早晨，八点左右，护士站像往常一样挤满了预约住院的病人，我一一问过病史、开完医嘱，匆忙去了手术室。手术的时候，李主任对今天新入院的病人做了一下简单的安排，她交代我说：

"小赵，今天新入院的那个年轻姑娘，乳腺上的肿块不太好，你下午给她做一下穿刺，可能有问题。"

听李主任这么一说，我不禁心里一惊。如此年轻的姑娘，比我大不了几岁，正值花样年华，真心希望她的肿块是良性的。可是没过几天，穿刺病理检查报告证实了李主任的判断，是乳腺癌。

可恶的癌魔啊，你为什么要去骚扰如此年轻的生命，当同龄的姑娘们都在谈婚论嫁的时候，你却要她背负重压，去直面死亡的威胁！

我不敢想象，当你知道自己的病情后，你会怎样的痛苦！这么大的压力，这么沉重的打击，你能扛得住吗？我也不知道，怎样才能将这么残忍的消息，当着你的面告诉你。

　　稚嫩的我，实在不敢面对你，将这残酷的消息告诉你。是李主任，让你及时知道了真相。然而，面对这个突如其来的打击，你竟然承受住了，没有哭喊，没有悲愤，没有颓废，只是静静地流着泪，默默地接受了，准备勇敢地面对，这令我震撼，为你的坚强而感动！

　　李主任为你制定了最合适的手术方案，我上台做了李主任的助手，你成了我的第一个手术病人。整个手术过程中，李主任无比娴熟，将肿瘤与淋巴结都切除得干干净净，而我的配合也令李主任十分满意。

　　手术顺利结束了，接下来就是三天一次的换药。你对我的信任，令我格外放松，可以在李主任的指导下尽心地为你治疗。不幸的是，术后你的伤口出现了感染、积液等问题，我是第一次遇见这种情况，心里十分紧张，而你则从来没有因为我是经验不足的小医生而对我有过半点质疑，更没有因为伤口出现并发症而责怪我。是你对我的信任与鼓励，给了我巨大的安慰和力量，使我能够在刚刚走上临床的时候，给自己以信心。

　　通过积极治疗，你的伤口开始好转，皮下积液也逐渐消去，看着你那终于愈合的伤口，我是多么高兴啊，为了你，也为了我！希波克拉底说，病人是我们最好的老师，我们一定要善待自己的老师。至此，我终于有了深刻的体会，你是我的病人，更是我的老师。

　　由于你的免疫病理检查结果为三阴性乳腺癌，术后除了化疗，没有任何其他办法，所以我建议你去重新做了免疫病理检查。至今仍然清晰地记得，那天我很晚才走出手术室，当我拿起手机看到你给我发的免疫病理检查报告单的时候，那结果令我激动得欢呼雀跃，我知道你又多了一种治疗手段，复发的概率也下降了许多。

我无法控制自己的情绪，立刻拨通了你的电话，告诉你这个好消息。那天晚上我请你吃饭，晚饭花了我两百块钱，虽然读研的补贴每月也就五百元，但是花去小一半的钱却令我开心。从此，我们之间有了深厚的革命友谊，成为抗击疾病的亲密战友。

后来，你悄悄地告诉我，在你的心里我已经救过你两次了，一次是手术，还有一次是免疫病理复查，我不仅是你的恩人，更是你的亲人了。其实，我的心里也是如此想的，你不仅是我的第一个手术病人，还是我的朋友，更像是我的姐姐，时时在呵护着我，用自己的坚强来鼓励我。无数次当我孤独落寞的时候，我总会很快就振作起来，是你的坚强感染了我。

不知不觉术后有四年多了，去年你对我说腰背部疼痛，我才蓦然惊觉，你已经很久没有来复查了。做完全身检查，我的心冰冷冰冷的，我不敢告诉你真相：骨转移、肺转移。我知道这对你意味着什么！

没有办法，还是只能忍着心中的痛把真相告诉你。你出奇的冷静，或许你早就有了准备。你当时问我的第一句话就是还能活多久，你问我是不是只能再次化疗，是不是又要经历狂吐，是不是头发又要掉光变得奇丑无比。

那一刻，我鼻子发酸，竟哑口无言。想起四年前你被折磨得痛苦不堪的样子，我难过得无法控制自己。新的治疗方案最终还是确定下来了，幸运的是没有给你做静脉化疗。然而这一次，你的腹泻却异常严重，各种能用的方法都一一试过了，但腹泻还是没有减轻。看你痛苦地承受着这一切，而我却一筹莫展，作为你的床位医生，我是多么难过与自责。

美丽的梦和美丽的诗一样，常常在最没能料到的时刻出现，我喜欢那样的梦。在梦里，一切都可以重新开始，一切也都可以慢慢地改变。

多么希望你只是经历了一场噩梦，梦醒时分，你依然是没有病痛的你，青春而美丽。

（甲乳外科　赵帅）

你是我的病人，请你相信我

"医生，你有空吗？我有事想咨询你。"

我从一堆病历里抬起头，说："手里还有几份病历要写，不过没关系，你说吧，有什么事？"

我认出他是昨天做了"左侧甲状腺＋峡部切除术"的那个患者，一个体格健硕的小伙子，叫肖军。虽然手头还有工作没处理完，但是患者的事一定是第一位的，所以我立即放下了手头的活。

一个月前体检，肖军做颈部 B 超检查时发现左侧甲状腺有一个 1 厘米大小的实质性结节，双侧颈部未见明显异常肿大淋巴结。询问病史，他说自己没有什么不舒服。

他被收住甲乳外科病区，昨天先做了"左侧甲状腺肿瘤切除术"，快速病理提示"左侧甲状腺乳头状癌"，遂又做了"左侧甲状腺＋峡部切除术"以及"中央淋巴结清扫术"。术后病理提示"左侧甲状腺乳头状癌，无颈部淋巴结转移"。

此时，肖军正倚在我对面的办公桌上，用手捂着颈部伤口上的纱布，面露苦色，抿着嘴唇，能够明显地感觉到他的担心与不安。

"来，你先坐下。感觉你很痛苦的样子，是手术后有什么不舒服吗？如果有什么不舒服的话，你就告诉我。"

他沉默着，我以为他不舒服讲不出话，心里不禁紧张起来，赶紧扶他在椅子上坐了下来。坐下后，他开口了："唉，医生，我得了癌症，我还能活多久啊？"说这话时，他的眼睛往下一沉，有些黯然。

一听是来咨询病情的，我心里松了一口气，耐心地对他说："肖军，甲状腺乳头状癌是最常见的甲状腺恶性肿瘤，是甲状腺癌中分化程度最高、治疗效果最好的类型，肿瘤生长、繁殖都很慢，治疗效果好。通俗地讲，像你这种没有颈部淋巴结转移的甲状腺乳头状癌，手术切除后就等于治愈了，如果顺利的话，再过几天你就可以出院了。"

"你说的都是真的吗？！"

"当然是真的，所以你放心好了，美好的生活正在向你招手呢。"

"好的，那就谢谢你了，我回去了。"他表情稍稍放松，站起身离开了。

近年来，甲状腺乳头状癌的发病率、检出率有逐年增加的趋势，且大部分是年轻人。这些患者有很多是之前除了感冒外没有得过什么大病，突然一下子住院做了一个全麻手术，而且被告知得了癌症，难免心里紧张。因此，我做过解释之后并没有放在心上，见肖军回病房后，便继续手上的工作。

两个小时后，护士过来对我说，29床的患者在哭，让我去看一看。

29床？不就是刚刚来咨询病情的那个小伙子肖军吗？刚才已

经向他解释清楚了，这会儿又怎么了？我连忙放下手头的工作，跑到他的病床边，果然看到他的眼睛红红的，显然刚刚哭过。

"肖军，你怎么了？是不是有什么不舒服呀？"我紧张地问。

不问还好，一问不得了，这个还不到 30 岁的男人竟然当着我的面呜呜哭了起来，哽咽着说："医生，你就别骗我了，我知道我得了癌症活不了多久了，你就告诉我还剩多少时间吧，我要安排一下我的生活，好好陪陪家里人。"

"刚才已经对你讲清楚了呀，你得的这个癌症是甲状腺癌中分化程度最高、治疗效果最好的类型，手术切除后基本上就治愈了，不会影响你的寿命的，我没有骗你呀，你这是怎么了？"我嘴里说着，心里觉得好奇怪。

肖军痛苦地用手捂住额头，抬下巴指了指隔壁床。隔壁床是一位 65 岁的老爷子，三年前因左侧甲状腺乳头状癌伴颈部淋巴结转移入院，行"双侧甲状腺＋峡部切除术＋左颈侧区淋巴结清扫术"，这次住院复查发现肺部转移了。

噢，我明白了，原来他回到病房后，跟隔壁床的老爷子交流过病情，他用老爷子的病情来对照自己的病情，觉得自己几年后也会复发转移，所以才以为我在骗他，伤心得像个孩子一样哭了起来。

知道事情的原委后，我将肖军带到办公室，请他坐下。我还未开口，他倒是先说话了："医生，隔壁床的老大爷做了手术才三年，现在已经转移到肺上了，你还骗我说这病不影响寿命，这怎么可能呢？医生，我这么年轻，老天爷对我太不公平了，三年时间怎么够啊？"他的声音很悲切，情绪有点儿激动。

"肖军，你先冷静一下，听我慢慢对你讲。首先，每个病人的病情都是不一样的，发现的早晚、肿瘤的大小、有无淋巴结转移等等，手术效果都是不一样的。你隔壁床上的老大爷发现甲状腺肿瘤的时候就已经有颈部淋巴结转移了，而且肿瘤还侵犯了颈部肌肉，属于晚期了。你的甲状腺肿瘤发现得早，没有淋巴结转移，也没有侵犯周围组织，属于早期，与他完全不一样。而且你的手术做得非常彻底，也没有颈部淋巴结转移，所以我们有充分理由判定你的预后会非常好。"

肖军紧盯着我，认真地听着，目光中还是将信将疑。

"其次，尽管从理论上说所有的肿瘤都有复发转移的可能，但不能因为那一点点的可能性就消沉了，且不说你这是预后本身就很好的甲状腺乳头状癌，就算是一些高度恶性的肿瘤，也常有奇迹发生，比如著名导演吴宇森，他就患有淋巴癌，做了四次手术，最严重的时候因为口腔溃疡饭都吃不下，但他还是坚强地活着，并拍出了《太平轮》这样精彩的电影。要知道，癌症往往不是先击垮一个人的肉体，而是先击垮他的精神。"

这时，肖军目光中怀疑的成分开始减少了。

"肖军，你是我的病人，我要对你的健康负责，请你一定相信我，你的手术很成功，术后情况也非常好，只要你能定期复查，规律服药，你的预后会非常好的。"

"嗯，嗯。" 肖军开始以信赖的目光点头了。

"当然，上面我所说的这些如果你还不信的话，你可以上网去查一查，或者再去找其他医生聊一聊，看看是不是这样。"

"不用了，医生，我相信你，谢谢你！你别笑话我，我从小胆子就小，你不知道我知道自己得了癌症之后有多害怕，已经连续几个晚上都没睡好觉了，今天早晨连饭也吃不下了。谢谢你，这么耐心地给我解释，开导我，安慰我，我相信你，我现在才算是活过来了。"

两天之后，肖军顺利出院了，临走时来向我道别，我见他脸上洋溢着阳光般的笑容，而颈部那一道细细的疤痕，也是那样的轻描淡写，不含任何哀愁。

肖军这件事情，让我更加明白心理疏导与安慰对患者是何等重要。无论患者是男是女，是年轻还是年老，面对突如其来的疾病都会感到无助与恐惧，会特别孤独，我们不仅要考虑他们疾病和躯体的问题，还要兼顾他们的心理状况，加强心理辅导。我们的一句话、一个解释、一个鼓励，也许就是他们能够放下心理负担的一个决定性因素。

我愿像特鲁多医生一样：有时去治愈，常常去帮助，总是去安慰！

（甲乳外科　侯爽）

所有的苦痛，都让我一个人扛着

2016 年，我与安在门诊初次相遇。

"李主任，你好，这是我的检查结果，请你帮我看一下。"

循声抬头，我看到眼前站着一位 30 岁左右的年轻女性，面容姣好，衣着精致得体，留着一头又黑又亮的披肩秀发，浑身上下洋溢着对生活的热爱。然而，她此刻的眼神是十分焦急的，满含期待地等着我的回复。

接过她递来的乳腺彩超报告，得知她叫安，眼光一扫诊断栏，"乳腺癌可能"这几个字无比醒目。检查日期已经是一周前了，很明显她已经了解了部分情况。她目不转睛地盯着我，期待可以从我这里得到一丝好消息。

"安，我给你做个检查吧。"

她顺从地解开了衣扣。检查下来发现她的乳房肿块非常明显，质地很硬，边界不清，活动性差，凭经验就是恶性的。她明显地从我的表情里看出了端倪。

"李主任，是不是不好的，要是不好的话你直说好了。如果是不好的，是不是我的整个乳房都要切掉？"

我明显听出安的声音里所带的凄凉与苦痛。

"安，先不要紧张哦，我现在就收你住院，做一下详细检查，穿刺做一个病理，明确一下性质。"

安很紧张地住院了，肿块穿刺病理结果是乳腺癌。看到结果的当天我让她把家里人叫来以便告知病情，可她说自己还是单身，目前只身一人在苏州，父母在东北，来一次也不太方便，一切都直接对她说就可以了。无奈之下，我只能直接与她面对面做了一次沟通，告知了实情。她很伤心地接受了这个不幸的现实。由于肿块比较大，我建议她先做化疗，待肿瘤有所缩小后再选择手术。

整个沟通的过程中，我看到她的手一直无处安放，好几次欲言又止。我十分心疼她，不停地安慰她："安，你不要紧张，肿瘤是常见病，我们一起勇敢地面对它，努力击败它！"

安点点头，亲自在一张张告知同意书上签名。时间很快，两次化疗结束了，原本修长的秀发由于化疗而开始脱落，娇美的面容也变得憔悴而蜡黄，但好消息是乳房肿块有所缩小，可以开始为她考虑手术方案了。毕竟她太年轻了，才31岁，我要为她做一切努力。

又做了两次化疗，并做了全身大检查。检查结果出来的当天，安就急匆匆跑到办公室来，满含期待地问我："主任、主任，我的检查结果出来了吧，怎么样？"

"好，我马上看一下。"

放下手中的活，我打开电脑查看检查结果，结果发现CT检查提示肿瘤已经脑转移了。我一下就愣住了，不知道该怎么开口告诉她这个噩耗。

"头颅里面好像有点儿问题。"我轻轻地说。

"啊，头颅里，是转移了吗？"极度敏感的安眼睛睁得大大的，脸色瞬间变得苍白。

由于没有家属，又涉及后续治疗，我只能委婉地告诉了她实情。那一刻，我看到了她满眼的绝望，那是她得病以来最痛苦、最恐惧、最无助的眼神。

我握着她不停颤抖的手说："别太急，别太急，我们一起想办法。"

最后确定让安去上海做了放疗，并更改了化疗方案。就这样抗争了一年多，安的病情暂时稳定下来了。她回去休养了。又过了一年，当我再次见到她时，我无比震撼和心痛。

此刻，她的乳房已溃烂不堪，犹如一个巨大的露出獠牙的恶魔吸附在她身上，我无法想象她每天洗澡面对自己裸露的身体时，需要承受多么巨大的心理压力啊！由于又值夏季，溃烂的肿瘤组织散发出阵阵异味，令她再不敢出门，不敢面对别人嗅到她身上的异味时那诧异的眼神。由于已经全身转移了，手术并不能延长总生存时间，而且肿块巨大，切除之后也很难缝合，所以已经没有医院肯收治她了。绝望之际她来找我，用她那凌乱、无助的目光望着我，希望我能救救她。

我不能放弃她，安排她住院，并将各种治疗方案告知了她，与她一起分析利弊。最终，她鼓起勇气选择了手术。我永远忘不了她对我说的那段话："李主任，你帮帮我，我要开刀，哪怕我的伤口长不好，哪怕我浑身都是疤，只要能切掉这个肿瘤，我愿承受一切苦难。我再也不愿看到这凸出来的溃烂的肿瘤了，再天天看到它，我要崩溃了，呜呜呜——"第一次当着我的面，她呜呜呜地大哭了。

虽然难度巨大，但我决定为安手术，我已经无法拒绝她了。在准备手术的当天查房时，我看到安的床边有个年轻的男性家属在掩面流泪，一问才知道那是她的弟弟。

直到此刻我才知道，原来从得病到现在一直都是安一个人在扛着，父母在东北，弟弟在天津，为了不让父母和弟弟担心，她没有向他们透露一点儿自己得了肿瘤的事。这一次或许是安感到自己可能时日不多了，所以才向弟弟讲了实情。昨晚弟弟赶来之后看见满目疮痍的姐姐，抱着她失声痛哭。他万万没有想到，自己亲爱的姐姐现在居然成了这个样子，还一个人默默地承受了这么多，他立即失控了。现在，反倒是安在安慰弟弟了，而且反复关照他："这件事现在千万不要对父母说，待我哪一天走了，你再把我得病的情况告诉父母吧。"

多么善良的安啊！

果然，手术过程很不顺利，创面大、出血多、皮瓣不够，等等，一系列的问题增加了手术的难度。好在做了六七个小时之后，手术终于完成了。安醒来之后，我站在床边告诉她肿块已经拿掉了，她流着泪对我点头，连说了几声"谢谢"。此后每次换药，她都对我说："李主任，你看我现在像不像个补丁娃娃。"她的乐观精神深深感动了我。

去年已经是她与肿瘤抗争的第三个年头了，在一次公益讲座上，我希望她能作为患者代表给大家分享一下这一路的抗癌历程，她接到电话后立即爽快地答应了。

她说："我曾经迷茫过，痛苦过，纠结于我还能活多久，整天以泪洗面。是李主任一直在鼓励我，一直在调整我的心态。我还年轻，还有很多事情要做，抗癌路上，我会继续坚强地走下去的。今天，我特别想对李主任说的就是'谢谢'。"她的分享赢得了听众的阵阵掌声。

这个世界上只有一种真正的英雄主义，那就是认清生活的真相，并且仍然热爱它。安，可能就是孤身奋斗的英雄吧，即使前途未卜，即使荆棘满布，依然热爱生命，依然坚持到底！衷心希望奇迹能够出现，使安最终战胜病魔，在春风和煦的季节里去微笑，去奔跑。

（甲乳外科　李小华）

半夜急诊手术，由我来担当责任

一个看似沉静的夜晚，时针悄悄地指向了晚上十一点整，很多人都已进入了温柔的梦乡，一切都静悄悄的，留下了一个美丽的高原之夜。此刻，我还在灯下看着新一期外科学杂志。突然，手机铃声"叮铃铃"响了起来，清脆的声音打破了夜的宁静。

我拿起手机，心想一定是医院里有急会诊了。接通手机，果然传来医院总值班的声音，她告诉我急诊科有一个急腹症的孩子要紧急会诊，让我马上过去。挂断手机，我赶紧出了宿舍门，一路小跑赶到了林周县人民医院急诊科。

林周县隶属西藏拉萨市，是我们苏州市吴中区的对口支援县。此刻我正在林周县人民医院普外科支医，时间一年。这里虽然是县医院，但条件比较差，相当于我们的乡镇卫生院水平。

林周县人民医院急诊科比较简陋，没有分诊室。中间一间是办公室，医生护士共用。左边一间是诊疗观察室，共有三个床位，放着一些简单的抢救设施。右边一间是配药室。

匆匆赶到观察室，普外科的王医师已经在那里了，他立即将我带到患者的病床边。我定睛一看，躺在床上的是一位十三四岁模样的藏族男孩，人瘦瘦的，脸黑黑的，因为腹痛的缘故脸上的表情十分痛苦，嘴里不时发出呻吟声。他的父亲陪在一旁，也是又黑又瘦的样子，梳着辫子，满脸风尘，一看就知道是一个饱经风霜的淳朴的藏区牧民。

孩子父亲一见到我，立即对我点头致意，脸上露出了宽慰的笑容，仿佛看见了救星一般。王医师向孩子父亲简单介绍了我，说我是苏州来的专家，旁边一位护士主动帮我做翻译，让我与病患之间的交流不受障碍。

通过问诊我了解到孩子腹痛已经三天了，而且越来越痛，已经到了难以忍受的地步。查体发现右下腹压痛、反跳痛明显，伴有腹肌紧张，肠鸣音减弱，提示急性阑尾炎，而且已经到了化脓的阶段。

情况紧急，我让护士将孩子的病情向其父亲讲清楚，告诉他孩子得的是急性化脓性阑尾炎，必须马上行急诊手术，否则就会有生命危险。

听说要马上手术，孩子不但一点也不害怕，反而频频点头，由此可见病痛已经将他折磨得不堪忍受了。孩子父亲虽然也点着头，但却面露难色，似有什么隐情。我赶紧通过护士向他了解情况，原来由于孩子肚子痛得厉害，他只想着赶快带孩子来医院看病，出门匆忙忘带医疗卡了，身上现金也没带多少，所以他在担心孩子的费用问题。

在这里，当地藏民可以凭医疗卡先办理入院手续，到出院时再结账。但是现在医疗卡忘在家里了，孩子的父亲只好用他那粗糙的手在衣服口袋里不停地掏，但是掏出来的钱远远不够交医疗费。

孩子患的是急性化脓性阑尾炎，属于急腹症，必须立即手术，不能因为没有带医疗卡或者没钱交住院费而耽误了。我立即通过护士告诉孩子父亲，先不用担心孩子的医疗费用问题，孩子马上去办入院手续，由我在住院证上签字开通绿色通道，一切责任由我来负。孩子的父亲一听十分感动，本来就弯着的腰此刻更弯了，两手合十作拜谢状，一个劲地用藏语对我说"谢谢"。

办完住院手续，做好术前准备，将孩子送进手术室，已经是凌晨一点多。这时，我看着躺在手术台上的这个又黑又瘦、脸部表情已被疼痛折磨得扭曲了的孩子，十分心痛。我用手轻轻摸了摸他的脸，让负责麻醉的钟医师告诉他不要害怕，不要担心，开刀上了麻醉不会痛的，而且开完刀后很快就能康复。

钟医师以同情的口吻告诉我，这孩子从小就没有妈妈，现在和父亲两个人相依为命，因为生活窘迫，辍学在家帮助父亲以畜牧为生。

钟医师的介绍，进一步激起了我对这个孩子的同情心。他才14岁，这个年龄的孩子本该坐在宽敞明亮的教室里接受良好的教育，与同学们一起嬉戏玩耍，享受成长的快乐。而他却无缘课堂，在高原上与父亲历尽艰辛，风餐露宿，放牧牛羊，错失了接受教育的机会，多么令人惋惜啊！

想到这里，我的心里非常难受，脑海里一下子闪现出自己远在苏州的幸福的儿子，这让我对这个孩子有了更多的同情，心中发誓要凭借自己的技术和热情来帮助这孩子，好好为他做手术，努力减少他的痛苦。

我关照做我助手的王医师手术切口控制在 2.5 cm，做一个小切口。王医师一听，立即说切口太小的话会给手术带来不小的困难。我自信地说："2.5 cm 的切口足够了，你在术中好好配合我就可以了。"我心里无比同情这个孩子，想尽量减少他的手术创伤和痛苦。

结果进腹后才发现，阑尾末端不但化脓，而且已经坏疽穿孔了，粘连分离很难，局部已经形成脓腔，只能逆行切除阑尾了。按照常规必须要放置引流管，但我知道一旦放置了引流管，可能会影响孩子的将来，比如他要去参军的话一定会大受影响，而不放引流管的单纯性阑尾切除术，是不会影响孩子今后服兵役的。作为牧民的孩子，参军对他来说是一次人生的机会，说不定还能改变命运，所以我必须为他的未来着想。

考虑再三，我决定为了孩子的未来而不放盆腔引流管。一旁的王医师和钟医师都提醒我："孙老师，你这样做会有风险的，容易形成术后脓肿。"

听了他们的话，我的思想在激烈地斗争着，但为了孩子的未来，决定由自己来承担这个风险。于是我反复冲洗腹盆腔，直至吸出的冲洗液非常清晰为止。最后反复检查手术区域无出血点，才逐层关腹腔，手术顺利结束，最终没有放置引流管。

术后给予输液，使用抗生素，伤口及时换药，孩子很快就恢复了，没有发生任何并发症，伤口也没有任何感染，术后一周就拆线出院了。

出院时，父亲带着儿子来向我道谢，双手合十向我鞠躬。我赶紧扶起他，向父子俩详细关照了回家后的注意事项。看着父亲带着康复了的儿子走出医院大门，一种职业认同感和自我成就感油然而生。

与此同时，我在心里默默地祈祷：可爱的孩子，作为一个医生，我能为你做的也只有这些了，但愿好运能降临到你的身上，让你有一个美好的未来！

（普通外科　孙晓明）

珍惜医患之间真实的每一个时刻

那是一个夜班的凌晨，"叮铃铃……"一阵刺耳响亮的铃声划破了夜的寂静，"笃笃笃……"一阵急促的敲门声随之传来。

"居医生，急诊外科有急会诊！"

值班时向来不敢深睡的我，立即"嗖"的一下从床上跳起来，披上白大褂就往急诊科赶。一进急诊外科诊室，便见到一位正揉着肚子的中年女性和一位眼里布满血丝的急诊外科年轻值班医生。

"帅哥，什么情况？"我问道。

"居医生，这个急腹症病人是升结肠梗阻，腹部 CT 已做，考虑结肠占位所致。"年轻值班医生说。

"好，我来看看！"我仔细打量起这位患者，只见她紧皱着眉，眼里充满了焦虑，虽是坐着，却弯着腰，双手揉着腹部，还不时呻吟着。看她的急诊病历，得知她叫刘静芳，44 岁。

"你好，这么大半夜的，怎么没有家属陪同呀？"我问。见她欲言又止的样子，我隐约感到其中可能有问题，就岔开了话题，"麻烦你在诊察床上躺下来，我给你做个检查。"

我扶她在诊察床上躺好，边查体边询问病史。根据既往反复发作一过性肠梗阻病史，结合右下腹可触及质硬肿块及腹部 CT 所见，考虑升结肠肿瘤伴不全肠梗阻可能。

根据目前的临床资料可以判断，肿瘤已经属于中晚期了，而她才人到中年。一想到这里，我心里不免感叹和惋惜。考虑到没有家属陪同、病情的严重性、可能的不良预后、后续还要化疗等综合治疗及不良反应，当下还不能完全与她言明，我决定临时对她编造一个善意的谎言。

于是，我"忽悠"道："你目前患的是肠梗阻，考虑肠子里长了个息肉，需要住院检查以明确诊断，确诊后要做手术，把息肉切掉就没事了。"

虽是女性，且忍着强烈的腹痛，但她却有着常人少见的坚定和冷静，独自一人来院急诊，独自一人办理住院手续。我把她收进普外科病房，连夜给她做了抗炎、抑酸、全量补液等治疗。

第二天上午，在病房里终于见到了她的丈夫，我故意责怪道："你怎么才来？昨晚怎么没见到你，让你夫人一个人大半夜来看病？"

闻听此言，他立即满脸通红，一时语塞。我见状，料想他们夫妻间一定有事，赶紧说："来了就好，从现在起可要全心全意照顾好你夫人哦。"

闻言，他顺从地点点头。我把他叫到医生办公室，与他沟通了他夫人的病情。听完介绍，他顿时脸色凝重，惊恐不安地问："医生，这么严重啊，她这个病能治好吗？费用情况如何？"

"我理解你此刻的心情，这是个大病，考虑恶性肿瘤而且已经中晚期了，最好不要告知她本人，所以我把你叫来。你必须坚强，要善意欺骗你夫人，多关心她，给她信心。同时，你自己要做到若无其事，别让她发现真相。"

"好的，我听你的，唉……"

看到他眼眶通红，泪水即将夺眶而出，我立刻阻止了他，对他说："你不能这样，你是男人，是家里的顶梁柱，必须坚强！"

他听我这么说，忍住了泪，没让它落下来。

"赶紧擦擦眼睛，稳定下情绪，然后去陪好你夫人，不能让她看出你的情绪变化，"我用力拍了一下他的肩膀，"快去吧，时间长了她要怀疑的。"

接下来几天，刘静芳的丈夫配合得很好，对夫人也关爱有加。经过积极对症治疗，刘静芳的腹痛也缓解了，各项辅助检查也都完成了，最终诊断与初步诊断一样，是升结肠癌伴肠梗阻，考虑肿瘤中晚期了，建议手术治疗。

此时，刘静芳给我的印象是超常的冷静，感觉她已大致猜到自己的病情了。正当我想找个合适的理由与她沟通时，她突然来了一句："居医生，我知道自己的病情，你不要瞒着我了，告诉我真实的情况吧！"

说这话时，她焦虑憔悴的面容中透出些许坚毅和坦然，眼眶已经湿润了。

面对她的坚强，面对她一直以来积极配合检查与治疗，对我从未有过丝毫的不信任及不耐烦的表现，我感到应该让她知道自己的病情。而且，如果不告诉她真相，后期还需要做的一系列化疗，可能得不到她的配合，也会造成很大的问题。反复权衡后，我决定狠心告诉她真相。

"刘姐，"由于比较熟了，我开始称她为刘姐，这样互相之间少了距离，"你确实得了结肠肿瘤，需要限期行肿瘤根治手术，建议你通知你父母，让他们知道病情，也方便一起商量对策。"

为了让她放心，我把自己的手机号给了她，让她有事随时联系我。我每天要到她的病房去查看多次，尽量多去关心她。她明显对我愈加信任了，在感谢我的同时告诉我说："我的父母年龄都大了，我不想让他们为我的身体操心，我的事情我自己做主，麻烦你尽快给我安排手术吧。"

任凭她再怎么坚毅隐忍，话说到这儿时，终于还是忍不住，放声痛哭了起来。此情此景，我十分理解：身体本身的痛，生死的不确定性，家庭的不和谐，儿子尚年少，父母又年迈，巨大的经济负担……这么大的压力，一个柔弱的女性怎么扛得起啊！我鼻子酸酸的，心里非常沉重。

其后，我准备了术前谈话的两个版本，刘姐夫妇均在场时讨论早期能治愈的结肠癌版本，但跟刘姐丈夫单独沟通时则使用真实的病情版本。庆幸的是，手术进行得很顺利。

术后，我见到了刘姐的母亲，她从苏北老家赶来。老人家虽然年纪大了，但身体还算硬朗，满头银丝，很健谈。她紧握着我的手，边流泪边说："感谢居医生，你是个好医生！感谢你对我女儿的尽心尽力！我女儿家庭不幸，当初我们不同意他们结婚，但是她坚持到底，后来却因男方种种原因感情不和，一度要离婚。女儿为了还在读书的儿子买了套房，家里的经济压力非常大。现在又生了这个病，唉，她的命怎么这么苦啊，呜——呜——呜——"

说到这里，刘姐的母亲失声痛哭了起来。那一刻，我的心里极其难受。我努力克制自己的情绪，尽力安慰她："阿姨，您放心，我们团队会竭尽全力医治您女儿的，费用方面也会尽力节省的。这是我的手机号码，您女儿有，您也存着，有问题可以随时联系我。您必须坚强，为您女儿做个榜样，让她有坚持下去的力量！"

刘姐得病后，她丈夫对她好了许多，给了她一些安慰。术后刘姐恢复得顺利，定期来医院做化疗和复查，我每次都提前为她安排好床位，每次化疗再大的反应她都忍着，从无半点怨言。一年后，刘姐和她母亲特地从老家赶来医院看我，专门给我送了面锦旗，还带了些当地的土特产送我，以示感谢。其实，一年多时间的接触，此刻与其说她是我的患者，倒不如说已是我的一个朋友了。是的，她有事会随时联系我，除了健康问题，其他一些问题也和我商量，认真听取我的意见。

天不遂人愿，悲剧最终还是发生了。术后一年半，刘姐的肿瘤复发转移了，由于种种复杂的原因，她选择了放弃治疗回家调理。最后一次来住院是在2019年1月，她的病已非常重，人已骨瘦如柴，说话费劲，满脸痛苦，由母亲及丈夫搀扶着进的病房。

这已经属于恶性肿瘤恶病质的终末期了，我将情况如实给刘姐的母亲和丈夫说了，告诉他们刘姐已时日无多，让他们多陪在她的身边。最后那些日子，我有空便去看刘姐，虽然在医学上我已毫无办法，但去看看她，陪她说几句话，于她而言也是一种安慰。言语间，我听出她对儿子的不舍，满是关爱和遗憾。

有一天，刘姐的母亲特意把她外孙叫到我的办公室里，哭着对他说："你一定记住居医生，他是一位好医生，是你的叔叔，你妈今后不在了，有事你可以找居叔叔，他会帮你的。"

孩子很懂事，怯怯地叫了我一声："居叔叔！"

我赶紧把孩子拉到身边，动情地对他说："你妈妈是个勇敢坚强的人，你一定要向妈妈学习，好好读书，不辜负妈妈对你的期望。"

孩子流泪了，刘姐的母亲流泪了，这一次我终于没忍住，也流下了热泪。

刘姐是在大年初四凌晨离去的，当时正下着大雨，天气异常阴冷，我被值班医生的来电惊醒，知道情况不妙，立即打着寒颤冒雨驱车赶往医院。最后的时刻，刘姐虽处于休克状态，但神志仍然清醒，一直呻吟着，我知道她异常痛苦。有时候，即将去世的人所需要的，就是亲人和朋友能在自己的身边。此刻，刘姐是幸福的，她的妈妈、丈夫与儿子都围在病床边。我靠着床头弯下身子，紧紧握着她的手，而她那双冰冷的手已经无力握住我的手了。刘姐的生命就这样在我们的拥围下消逝了，那一刻，哭声骤然响起，而我的心头犹如被巨石所压，一时竟无法呼吸……

刘姐去了，成了我心头永远的痛。至今，一年多过去了，对于她所经历的那么多痛苦、对于她的死，我依然不能释怀。医学太苍白无力了，作为一名外科医生，面对像刘姐这样的晚期肿瘤患者，我们从技术层面能做的极其有限。我们最应该积极用自己的心去温暖另一颗心，让己力不足难以撼动的生死局面，变得尽量容易一些。

　　珍惜医患之间真实诚挚的每一个时刻，才能坦然面对死亡的到来，而看待死亡的方式，影响着我们对待生命的态度！

（普通外科　居建祥）

时光知味

春芳馨，生香橘井行花阴。行花阴，慈航仁术，医患同欣。

病榻仙道百米越，素手何捻岐黄诀。岐黄诀，杏林深处，

济世心决。

——调寄《忆秦娥》

有人说：医生当久了，你会被千篇一律的常见病磨平，会被人情冷暖磨平，会被生生死死磨平；医生干久了，会变得麻木，不易动容。但我的体味则不然，始终未忘初心，一路洒下的辛苦汗水能换回一点一滴患者的舒心，就是我的宏愿。作为一名外科高年资医师，每一个诊断，每一次手术处置，都会影响患者的生命和生活质量，因此，我必须全力以赴。

医家少闲日，五月人倍忙。那天专家门诊快下班的时候，一位本地中年男子带着一名讲着"夹生苏州话"的老妇人来到我的诊室。一进门，老妇人就不情愿地嘀咕了起来：

"以前从来没生过病，这次才痛了一下，又不是什么大毛病，不仅打点滴，还做 CT 检查，太花钱了！"

中年男子一听，急着说："妈，虽然才痛了一下，但前天急

诊做 B 超时医生说胆囊特别大，叮嘱拿到 CT 报告后，一定要到普外科的专家门诊去找主任看一下，看看下一步怎么办。"

作为苏州人，我知道老城区有一些人家是早些年从苏北迁徙来的，故而老人家讲着"夹生苏州话"。老一辈人节约惯了，舍不得花钱，所以老妇人的话可以理解，但不能当真，而且更要万分仔细，容不得半分马虎。

听他们母子各自不停地叨唠着，我对老妇人的病情也有了个大体了解。我打开电脑，在系统里输入门诊号，找到老妇人的名字，逐项翻看老妇人的相关检查结果。B 超提示胆囊明显增大，血常规中白细胞明显增高，所以胆囊炎肯定存在，但进一步翻看检查结果发现，肿瘤指标有好几项偏高，CT 更是提示胆囊周围肝组织有受侵犯的迹象。

看到这里，我心里咯噔一下，难道是胆囊癌？要知道，胆囊癌是一种高度恶性的消化道肿瘤，而且容易浸润肝脏，五年生存率尚不如人们熟知的癌王——胰腺癌。

我抬起头，假装轻松地对仍絮叨着的老妇人说："老人家，检查下来只是普通的胆囊结石伴胆囊炎，但是需要住院手术，手术以后就完全好了，现在我给你开住院证。"

我打电话到病区联系好了病房，开了住院证交给老妇人的儿子，让他马上去给他母亲办理住院手续。

结束门诊回到病房，我立即把老妇人的儿子叫到办公室，严肃地告知了我的担心："你要有思想准备，你母亲目前尚不能排除胆囊癌的可能，当然如果运气好的话，还有一种可能是黄色肉芽肿性胆囊炎，但是综合现有资料，倾向于前者。前者是高度恶性，后者是良性疾病，需要手术后的病理检查才能明确诊断，我们会积极做好相关术前准备的。"

老妇人的儿子一听这话，眼圈立刻泛红，硬忍着才没有哭出来。他上前一步，紧紧拉住我的手说："刘主任，我妈恶性的可能性大吗？如果开出来真的是恶性的，那么要化疗吗？我妈她一把年纪吃得消吗？怎么第一次发病就是恶性的呢？"

说这话时，他的手在微微发抖，看得出来这是一个颇有孝心的儿子。不管恶性良性，医生所能做的就是去一探究竟，确定最佳治疗方案，早日明确诊断。

此时此刻，我也有些动容了。我安慰道："我们也见过肿瘤指标很高的病人最终被确诊为良性的，何况老人家毕竟未见淋巴结肿大和肝内转移，所以良性的可能性也不小。退一万步讲，即使是恶性，也不是晚期，所以你不要太过担心。"

手术在入院后第五天进行，术中见到病变胆囊扩大是常人的两倍有余，与周围组织有明显的粘连、包裹。但神奇的是，病变并没有常见肿瘤的硬度，我心下不由暗喜，良性的可能性非常大。手术过程虽然因为粘连、包裹的原因较为困难，但仍然算是顺利的。手术结束后我来到手术室门口告知家属相关情况，老妇人的儿子守候多时，一见到我立即迎了上来，眼中满含期望地问："刘主任，有希望是良性的吗……"

我点头笑着说："嗯嗯，肉眼看就是良性的，不过，最终结果还要看病理哦。"

"好的，好的！"他边点头边连连说"好"。由于正好赶上五月长假，这一等就是半个月。这半个月里，他几乎未上班，天天陪在医院里，他人也瘦了，但眼神与术前的暗淡相比，明显不同，有了光，总是鼓励他母亲，不时来询问病情，私下外购"昂贵"的白蛋白让护士帮忙给他妈挂上，还不时翻着花样给他母亲炖汤烧菜。

半个月后，老人家恢复得不错，已能如常人一样进食、起居、活动。最终病理结果振奋人心：黄色肉芽肿性胆囊炎伴胆囊结石。CT 所见的肝侵犯，只是炎症严重的表现罢了。

儿子拿了很多水果到医生办公室来表示感谢，并且对我说了他术前的一些疑虑：手术被安排在入院后的第五天，还以为是医生的灰色策略，后来问了护士才知道，是为了调整老人家的术前体质。现在手术顺利，如期康复，真是太感谢了，对先前的误会深深地表示歉意。

医院里每天都上演着人间悲喜剧，"惊吓"逆转为"惊喜"的不多，家人总怀着希望，但哪怕就是一丝希望，我们何尝不是百倍努力。

性命相托，时光知味……

（普通外科　刘玉林）

一个医生的价值

时光匆匆，一晃从医已经二十多年了。这些年里，自己治疗过的病人不计其数，有学生、工人、干部、商人、农民等，或贫穷或富贵，或地位显赫或寂寂无名，但不管他们外表如何光彩夺目或平凡黯淡，来到医院里，都有了一个统一的称谓——病人。

他们以病人的身份来到医院求医，往往充满着无助和孤寂。每一位新来的病人，比如意外受伤或者饱受慢性疼痛的折磨，几乎都无一例外地情绪低落，眼神里充满了忧虑与苦痛。作为一名临床泌尿外科医生，我见到病人痛苦的模样，心里总是很不好受，恨不得自己拥有神功，能够在弹指一挥间便可抚平他们的病痛。但是，这只是一个美好的心愿，在实际工作中，我们必须怀着尊重、谦卑、好奇的姿态，以一颗同理心走进病人的心灵世界，依靠暖心的服务、贴心的关怀和专业的技术，带领他们走出痛苦的阴霾。

这位病人姓邹，男，65岁，苏州本地人，退休工人，我叫他邹大爷。邹大爷第一次来泌尿外科门诊就诊时，就给我留下了很深的印象。他叹着气，诉说他饱受前列腺痛的折磨已经有好几年了，虽辗转多家医院，但治疗效果都不太好，前列腺痛一直困扰着他，令他十分痛苦。

我仔细看着坐在我面前的这位老人，花白的头发记录着他人生的沧桑，脸上的皱纹刻印着他所遭遇的病痛。他紧缩着坐在椅子上，皱着眉头，眼神忧伤，整个人毫无生气，可见病痛对他的折磨有多大。

前列腺痛是一种原因不明的获得性机能异常，表现为盆底横纹肌的张力性肌痛。临床可以表现为盆腔痛，如会阴、肛周、腰骶部、阴茎、阴囊、耻骨上及尿道痛，可同时伴有不同程度的排尿障碍，如尿频、尿急、夜尿增多、排尿困难、尿流延迟及淋漓不尽。

邹大爷就是这样，不仅存在明显排尿不畅的感觉，而且饱受盆腔痛的折磨，尤其憋尿及久坐后出现下腹部、会阴部甚至尿道的疼痛，夜深人静时，这种慢性疼痛显得尤为强烈，严重困扰着他，导致整夜整夜的失眠。

那次在门诊接触邹大爷后，他脸上的忧虑及发自内心的痛苦，令我深感同情。详细询问病史，得知他辗转多家医院，用药物治疗不见效果后，曾多次提出手术治疗，但各家医院的接诊医生都对他讲手术可能会解决排尿不畅问题，但很难解决前列腺痛问题，因此没人愿意为他做手术。

陪伴邹大爷的是他的老伴儿，一位60来岁的大妈。大妈告诉我说，邹大爷原本是一个很乐观开朗的人，勤劳善良，乐于助人，大家都很喜欢他。可是自从得了这个病后，他像换了一个人，变得情绪低落，还容易发火，大家都不敢和他多说话了。

大妈谈到邹大爷时，眼睛里满是无奈，而邹大爷依然蜷缩着身子坐着，低着头，默不作声，像是犯了什么错一样。

前列腺痛不仅让邹大爷变了个人，还让他们的家庭生活发生了巨大的变化，过去的欢乐与和谐，都因邹大爷的病情而消失了。我觉得我不能随便开点药就把邹大爷打发了，而应该好好给邹大爷做个检查，争取用手术为他解除病痛。在这个过程中，如果有什么风险的话，就让我来担着吧，我自信通过自己的努力，一定可以把风险降到最低。

"邹大爷，您住院做个详细检查吧，然后我为您做个全面评估，争取能为您做个手术，帮您解决前列腺痛的问题。您和老伴儿商量一下，看看是否可以？"

"施主任，你这话说到我的心坎里了，这几年来我一直在等这句话。我知道，你这是自担风险为我解除病痛，这其中的道理我懂，你尽管放心，如果做了手术后我的前列腺痛仍然存在，我绝不会因为手术效果欠佳而埋怨你，请你放心！"

邹大爷说这话时，挺起了胸，脸上居然有了一丝光彩。他这一席话，令我既感动又心痛。我感动的是他对我的信任，主动为我解除压力和后顾之忧；我心痛的是他这么急切地想做手术，可见这几年他被病痛折磨得有多么痛苦！我抬头看他老伴儿，但见她赞同地点着头，更加坚定了自己的信念。

就这样，邹大爷住进了泌尿外科病房，在做了详细检查、完善了术前准备、落实了谈话告知后，我极其慎重地为他制定了手术方案。

2020 年 4 月 30 日，邹大爷被送进了手术室，我让他老伴和子女在病房里等着，但是他老伴儿不肯，坚持和子女一起等在手术室的门口，说这样老头子会安心些。我对他老伴儿笑了一笑，不再多说什么，就进手术室了。

邹大爷做的是经尿道前列腺解剖性剜除术，手术非常顺利。在苏醒室里醒过来后，邹大爷的目光四处寻找，我知道他在找什么。推出手术室的大门时，他老伴儿和子女都围了上来，看到他和老伴儿相视一笑，我有一种十分温馨的感觉，希望他们家过去那种快乐和谐的生活从此再现。

邹大爷术后恢复得很好，第三天就拔除了导尿管，拔管后自行排尿顺畅，且没有任何不适。查房的时候，他激动地对我说："施主任，你的技术真好，我现在感觉自己又回到年轻的时候了。"

次日，他又激动地告诉我："施主任，我夜间尝试着憋尿，发现憋尿后下腹部及会阴部也基本上不痛了，昨夜第一次睡了一个安稳觉，今天精神特别好，我真太高兴了，谢谢你！"

"邹大爷，不用谢，这一切都是我应该做的。你术后恢复得这么好，我也很开心！对了，你通知一下家里人，明天就可以出院了。"

他一听，激动得再次和我握手，嘴里不停地说着"感谢"二字，脸上洋溢着久违的笑容，是那么灿烂，那么充满活力。

至今，邹大爷出院已经多日，术后几次门诊回访，他的状态都非常好，再没有出现什么不适，他老伴儿说他又变回从前的那个他了，他们家里现在又充满了欢声笑语。他老伴儿的话，令我感到十分欣慰，也让我更加体会到一个医生的价值所在！

（泌尿外科　施东辉）

问世间情为何物

在神经外科工作三十余年的时间里，在我救治的许许多多病人中，有一个病人给我的感触非常深，在他急诊入院治疗的过程中，让我感悟到了人生中最宝贵的东西——爱情。

那是一个寒冬腊月的夜晚，窗外北风呼啸，大地冰封，窗内神经外科的病房里，病人的病情基本平稳，监测心脏跳动的心电监护仪在嘟嘟嘟嘟响个不停。由于第二天还有手术，我巡视完病房后，就去医生值班室休息了。

当时那段日子，重病人很多，每天都很忙碌，疲惫的我进值班室一躺到床上，很快就睡着了。就在我进入了甜美的梦乡之时，值班室急促响起的电话铃声把我惊醒了。

"徐主任，急诊室有一个脑出血的病人正在送来的路上，你快起来哦。"

有急诊脑出血病人送来病房的消息令我睡意全消，我立即从床上跳起来，披上工作服就冲出了值班室，刚好看到平车推进了神经外科病区的走廊，急性脑出血病人就躺在上面，随同进来的是几个无比焦急的家属。

我加快脚步来到平车旁，手扶平车帮助家属把车推进病房，将病人平稳地抱到床上躺好，立即做了相关体格检查，发现这是一位 70 多岁的老年男性病人，浅昏迷状，呼吸急促，双侧瞳孔已经不等大了，对光反应迟钝。

我立即将家属带来的 CT 片插在观片灯上细细察看，发现老人大脑左基底节处有一个出血灶，出血量约 60 ml。老人呼吸不稳定，脉氧只有 80%，心率较慢，提示病情十分危重。

看到老人急性脑出血病情如此危重，随时都会危及生命，我也不免紧张了起来，立即通知麻醉科医生前来做气管插管，同时通知手术室准备急诊手术。因为平时急诊很多，值班医护配合得很默契，一切都在有序进行中。当术前准备都已经差不多的时候，我才注意到在走廊的长凳子上一直安静地坐着一位老奶奶。

我一了解，方知她是老人的老伴儿，子女说本来不让她来的，因为她的年纪也已经很大了，但她说什么也要来，说是要一直陪着老爷爷，实在拗不过她，只好让她一起来医院了。

老奶奶的身体平时还不错，我知道她明白老爷爷病情的危重程度，不敢听我们分析老爷爷的病情，一直默默地在旁边坐着，独自承受着内心的紧张、恐惧与痛苦。她不敢面对这一切，只希望老爷爷能挺过去，默默地为他祈祷。

知道这一切后，我专门来到老奶奶的身边，向她介绍了自己，告诉她我马上要进手术室为老爷爷做手术，我会全力以赴把手术做好，让她不要太着急。她感激地看着我，紧紧握住我的手，不停地说："谢谢，谢谢，你们一定要救活他！"我能明显感觉到她的手抖得厉害。

"老人家，您到病房里去休息会儿吧，我们马上进手术室了。"

　　"不，我要到手术室门口去等他，那儿离他最近，他能感觉到的！"

　　我很感动，没有再劝她。

　　是的，你们心灵相通，您和老爷爷的这一生，是我看到的爱情最好的模样！

　　一切准备就绪，老爷爷被推进了手术室。这个手术还是相对比较简单的，在左颞部的颅骨上钻一个孔，放一个微创穿刺引流针进去到血肿部位，将出血引流出来。整个手术过程都很顺利，而老奶奶就一直等候在手术室的门口。

　　手术后，由于老爷爷并发肺部感染去 ICU 住了几天，稳定了五天，拔针后回到了我们神经外科病房。在 ICU 的时候，老奶奶每天都去探望，握着老爷爷的手默默地凝视他，神态平和。出 ICU后，她又时刻陪在老爷爷的身边，嘘寒问暖，无微不至地照顾他，让我无比的感动。

　　那年，老爷爷 76 岁，老奶奶也 74 岁了。由于自己的身体还比较硬朗，所以老奶奶坚持自己亲自照顾老伴，不让子女们陪护，说他们工作都很忙，不能影响了他们。

　　术后老爷爷浅昏迷了一段时间，加上气管切开，护理起来比较困难。每次见到老奶奶费力地给老爷爷翻身、拍背、喂营养餐，我都能感到一股暖流在体内涌动。

　　走过老爷爷的病房时，我经常会听到老奶奶趴在老爷爷的耳边轻声细语："老头子，你要坚强，一定要挺过去啊！你年轻的时候从来都不认输，现在也不能认输啊！你得赶紧好，等你好了，还骑着你的电动三轮车去看外面的风景。"

我看到老奶奶说这话时，满脸都是对往事的幸福回忆和对未来的美好期待。

住的时间长了，我和老奶奶也比较熟络了，我来病床边看老爷爷时，老奶奶偶尔也会跟我说一些他们两口子的事。

老奶奶告诉我，老爷爷是一个性格非常好的人，他心地善良，为人真诚，在家里大人小孩都喜欢找他玩，平时没什么特别的爱好，就喜欢逛庙会、看戏，哪里热闹去哪里。

"他人这么好，大家都喜欢他，这次他一定能熬过去。"这是奶奶最常对我说的一句话。

"老人家，我们一起努力，让老爷爷早日康复！"每当这时，我便这样回答她。她听后，总是使劲地点头。

经过精心治疗与护理，老爷爷终于醒了，偏瘫的一侧身体也渐渐好转，老奶奶脸上的笑容也多了起来，每次看见我们医护人员时，都客气地向我们问好。

更多的时间，老奶奶陪在病房里，紧握着老爷爷的手，和老爷爷说着什么，老爷爷不时报以一笑，回复几句。每当看到这样的场景，我总是止不住内心的感动，有老奶奶的深情陪伴，有我们医护人员的守望相助，老爷爷一定会越来越好！

（神经外科　徐建林）

紧紧握住你的手

"阿婆，你别怕，我在这儿。"

"阿婆，放松一点，不要紧的。"

"阿婆……"

洁白的手术室里，胸外科的平晨医生正紧握着躺在手术床上的一位患者的手，不断地安慰着她，陪在她的身边。

这位患者姓金，是一位 80 多岁的老太太，家住苏州唯亭。不幸的是，金老太患上了很严重的疾病，左胸壁长了一个很大的肿瘤，每天都承受着生理上的病痛和精神上的折磨。家里人带着她看遍了苏州、上海各大医院，由于金老太年龄大了，身体情况较差，手术风险大，各家医院都婉拒了金老太和家属提出的手术要求，而一次次碰壁，也让金老太及其家属基本上认命了。

然而，肿瘤还在生长，疼痛越来越剧烈，日复一日的折磨使金老太的状态越来越差，对生活也失去了信心。由于需要依靠杜冷丁等强烈止痛针才能临时缓解疼痛，而这种毒麻药物的副作用又非常大，用药后金老太的胃肠道反应特别强烈，以至于她彻底没了胃口，人一天天萎靡下去，眼看就要油尽灯枯了，家里人看在眼里急在心中，可是又一筹莫展。

金老太的儿子抱着碰碰运气的态度，慕名挂了苏大附一院胸外科马海涛主任的专家门诊号，想最后再努力一下。诊室里，马主任端详着眼前这位老太太，但见她的脸上刻满了历经岁月风霜的皱纹，紧皱的眉头和无神的眼光让人感觉她对人生已经不再留恋了。眼前这一幕，深深触动了马主任心底最柔软的地方，他下决心要为老太太最大限度地减轻痛苦，让她生活得尽量舒适一些、快乐一些。

"老人家，我扶您到检查床上去，您躺好哦，我给您做一个仔细的检查。"

马主任扶老太太躺好后，仔细检查了老太太的身体。随后，马主任又详细分析了老太太的病情，认为老太太虽然不适合做创伤大的胸外科手术，但并不代表毫无办法可想。肿瘤病人的治疗本身就应该是综合治疗、整体治疗，而非仅仅传统手术这华山一条路。为此，马主任建议老太太到吴中人民医院胸外科去，采用吴中人民医院胸外科开展的一种特殊治疗方法——氩氦刀射频消融术。这项技术目前苏州市只有吴中人民医院胸外科开展，虽然起不到根治肿瘤的作用，但是对于减轻患者的疼痛、减缓肿瘤的发展具有良好的效果。而且这种手术只要局部麻醉即可，创伤非常小，安全性又极高，金老太这样的高龄老人完全能够承受这个手术。

金老太和家属听马主任分析、介绍后，欣然同意到吴中人民医院胸外科做氩氦刀射频消融术。那一刻，金老太的眼睛里冒出了少有的光亮，由此可见她对氩氦刀射频消融术抱有多大的期待！

"老人家，我现在和吴中人民医院胸外科的李钟主任联系一下，我来关照好他，你们去吴中人民医院找他，他会安排你们住进胸外科的。等相关检查完成后，我就过去和李主任一起帮您做射频消融，好吗？"

金老太和家属一听，不住地点头，并不停地说着"谢谢马主任"。

于是，马主任拨通了吴中人民医院胸外科李钟主任的手机，向他详细介绍了金老太的病情，叮嘱他帮金老太办好住院手续，做好术前检查，到时候他过来一起给金老太做氩氦刀射频消融术，努力减轻金老太的病痛。那一头李主任说"好的，放心，我来安排好"，金老太和家属见状十分感动。

就这样，金老太被她儿子送到了吴中人民医院胸外科，住进了病房。由于金老太是苏州本地人，只会讲苏州话，不会讲也听不懂普通话，于是李主任专门安排了讲着一口地道苏州方言的平晨医生来做金老太的床位医生。平晨医生虽然年轻，但富有人文情怀，他用苏州方言一口一个"阿婆"地叫着，喜得金老太把他当成了自己的小孙子，十分信任他，住院期间的心情也好了不少。

两天后，完成了相关的术前检查，金老太被送进手术室做氩氦刀射频消融术。由于紧张，金老太在这个陌生的、周围一片雪白的环境里，整个人都绷得紧紧的，还不时地抖动，于是就出现了本文开头的感人一幕。

平晨医生搬了凳子坐到了手术台的旁边，像金老太的孙子一样紧紧握住她的手，"阿婆阿婆"地喊着，一边鼓励安慰她，一边和她聊家常。平晨医生温暖的双手，令金老太感到十分温暖。很快，金老太就平静了下来，后面的医疗工作也就进行得十分顺利了。

马主任和李主任非常成功地为金老太做了胸壁肿瘤氩氦刀射频消融术。术后，金老太的疼痛明显缓解了，不用毒麻止痛药也能安然入睡。经过一段时间的调养，金老太的脸色好了很多，心情也开朗了，经常笑盈盈地在病房里溜达，找人聊天，接下来的各种治疗也因医患之间的信任而变得非常顺利。

两个星期后，金老太出院了，临别时她和家属来到医生办公室，向我们深深地致谢，尤其感谢平晨医生在手术过程中握着她的手一直陪着她，反复邀请平晨医生一定要他到唯亭她的家里去玩，她要烧最好吃的菜给平晨医生吃。那一刻，平晨医生红了眼眶，而全科同事也都十分感动。

叙事医学告诉我们，作为医务工作者，我们要以谦卑、尊敬、好奇的姿态对待病人，倾听病人的疾病故事，了解其内心所想，努力帮他们减轻心灵的痛苦。我们最大的快乐是什么？不就是我们用心治疗的病人健康出院吗！我们治疗病人的方式多种多样，医疗技术之外，人文关怀的力量是巨大的，金老太的故事让我们更加理解了一百多年前特鲁多医生的那句医学格言：有时去治愈，常常去帮助，总是去安慰。

（胸外科　何江）

长大后，我也要做医生

"小时候我以为你很有力，你总喜欢把我们高高举起。长大后我就成了你，才知道那支粉笔，画出的是彩虹，洒下的是泪滴……"

这是我非常喜欢的著名歌唱家宋祖英演唱的《长大后我就成了你》，这是一首感人肺腑的歌曲，道出了莘莘学子对老师的感恩与怀念，而宋祖英的倾情演唱，更是将这种情感演绎得淋漓尽致。

产科的工作，紧张、忙碌、劳累，通宵达旦是家常便饭，病床永远少一张，医生永远缺几个，面对的不止是一个生命，而是一整个家庭——这就是产科医生真实的写照。

作为一名产科医生，虽然如此辛苦，有时还会有医患纠纷的困扰，可我一直努力坚持着，皆因病人的需要和职业的神圣，工作中经常发生的一些医患之间的感人场景，更是成了我在无比劳累之际的"兴奋剂"，使我情绪低落时流淌在心中的眼泪能够化作微笑，成为继续前行的动力。

忙碌的工作之余，我常会听一听手机里宋祖英的这首《长大后我就成了你》，情到深处，会情不自禁地忆起两年前的一件往事，眼前就会浮现出一个可爱的小姑娘，记起她所说的一句话，以及她送给我们的两幅亲手绘制的卡通画。

两年前的一天，我们产科高危病房收治了一位怀二胎的高龄孕妇，姓韩。经过检查，韩女士不但高龄，还合并妊娠期糖尿病。为此，从接诊入院开始，我们就特别重视她，各种必要的检查，严密的监护，每天的查房、巡视，病情的分析、讨论，治疗方案的制定、评估，都倍加仔细与认真，严防发生任何意外。

医务工作不只是一个职业，也是一种使命，一种责任，需要有一颗爱心，把病人当成自己的亲人。为此，无论医生还是护士，在查房、巡视病房或交接班时，都会特意和她多唠叨几声，多嘘寒问暖几句：

"今天感觉怎么样呀？"

"中午吃了哪些东西？胃口怎样？"

"血糖控制得如何？"

"昨天晚上睡得好吗？"

听到她的回答后，大家总还要对她再细心叮嘱几句，确保她的一切都正常。这一切，就是我们每天常规的医疗与护理工作，平凡而真实。在我们的关心与呵护下，韩女士的血糖控制在正常范围，超声与胎心检查也一直很正常，韩女士自己也比较放心了。

走进韩女士的病房，总能看到一个安静的小女孩，是孕妇的大宝，十一二岁的样子，一直都是文文静静的，话儿不多，或是捧着一本书阅读，或是在写字画画儿，或是默默地陪伴、守护在妈妈的身边，一双机灵的眼睛有时还会在医护人员的身上扫来扫去，似乎对这里的一切都充满了好奇。

预产期到了，一切都很顺利，韩女士顺产生下了一个健康的二宝，小女孩也升级成了姐姐，当我问她"你现在是姐姐了，开心不开心呀"时，她甜甜地笑着，轻声回答说"好开心"。

韩女士产后恢复得很好，二宝也十分健康，一周后就如期出院了。正当我们正在为韩女士办理出院手续的时候，小女孩捧着两幅画来到了护士站，腼腆地对我们说：

"我给医生姐姐、护士姐姐画了两幅画，谢谢你们这些天对我妈妈和小弟弟的照顾，以后长大了我也要做医生、做护士，像你们一样穿上白色的工作服，照顾好病人。"

小女孩说完，上前一步将她手中的两幅画递给了我。我接过一看，是小女孩亲笔画的两幅彩色卡通画，一幅是"七仙女"，与印象中长袖飘飘、不食烟火气的仙女像截然相反的是，画中"七仙女"均是女孩脑海里的医护人员，她们一个个都青春秀美，阳光可亲，头上有一圈天使的光环。另一幅是"天使"，一个产科医生抱着刚出生的婴儿的形象跃然纸上。虽然画笔幼稚，但看得出来，小女孩是十分用心的，令我们在场的每一位医护人员都非常感动。

用自己的技术和爱心，服务好每一个病人，这本是我们医护人员应尽的义务和责任，却让陪伴妈妈的这个小女孩看在眼里，记在心中，化作了她对医护人员的敬佩与热爱，甚至影响了她的人生观，立志长大后要像我们一样做医生护士，服务好病人。

小女孩是如此的纯洁与善良，她以自己天真独特的视角，用五彩画笔绘就的这两幅饱含真情的画作，于我们而言是多么珍贵啊！我们互相传看着，夸赞着小女孩，热情地鼓励她，一定要好好读书，长大后做一个好医生或好护士。

小女孩很懂事，红着脸点着头，说自己一定会好好学习。这时，她妈妈过来和我们告别了。看着她们渐行渐远的背影，我们的内心很久依然不能平静。

事情虽然过去了两年，但是每当听到宋祖英唱的《长大后我就成了你》这首歌时，小女孩的话就会在我的耳边响起，她送给我们的两幅画就会浮现在我的眼前，给我以安慰，给我以职业的荣誉，给我以前行的动力，让我竭尽所能，努力做一个值得托付生命的医者。

（妇产科　张胜英）

顾大姐，你的善良感动了我

参加临床工作十多年了，见过的病人成千上万，很多都是匆匆过客，一闪而过，尤其是在目前的医疗环境下，流水线式的问诊流程和对疾病指南般的治疗方法，更是难以让我和患者有进一步的沟通与交流。

作为一名妇产科医生，工作这么多年，可以说见识了人间百态。有因为怀的是女孩，即使难产也坚决不同意老婆手术的丈夫；有因为没医疗保险而要求更改病历，去保险公司买了医疗保险后再给患了宫颈癌的妻子治疗的丈夫；有因为自己没有钱，即使宫外孕大出血想住院也被男方拉走的女孩；还有不遵医嘱，病情逐渐加重，导致预后很差的患者……

看得多了，也就渐渐麻木了，似乎有点看尽世态炎凉的感觉，觉得自己也快变成一个麻木的工作机器了，面对患者的痛苦已经可以坦然处之了。事实上，不坦然处之又能怎么样呢？患者的这些问题，我是一点忙也帮不上。从充满热情的青年医生，到成熟冷静但稍显淡漠的中年妇女，我好像可以看见自己未来二三十年的工作状态，门诊、手术、病历、论文……年复一年，周而复始。

职业倦怠，令我的心越来越麻木。可是，后来遇到的一个患者，却让我那颗开始微微凉却的心又渐渐温暖了起来。

那天我夜班，半夜一点多的时候，结束了一个急诊剖宫产手术，我拖着疲惫的身躯从手术室回病房，正好夜班护士在巡视病房，看到我就轻轻地对我说："孟医生，你去看一下35床的患者吧，她在哭呢。"

"是吗，她为什么哭呀？"

"她肚子疼。"

这个病人已经住院好几天了，姓顾，我叫她大姐。她是一个普通子宫出血住院的病人，在当地医院检查以为是子宫肌瘤准备手术，结果住入我院检查后发现不对，可能是子宫内膜癌的晚期，所以就做了进一步检查，现在在等待最后结果，如果明确诊断就要准备手术了。平时我们查房时她都是笑眯眯和我们打招呼，从来也不多说什么，所以这几天对她也没有太过在意。

现在半夜三更的，她怎么哭了？我赶紧来到她的床边，看到她蜷成一团，正在小声地啜泣。

我问："顾大姐，你是肚子疼吗？你怎么不和我说呢？"

她一见是我，说："孟医生，你怎么起来了？真不好意思，这么晚了，还影响你休息。"

我说："你有不舒服要马上叫我，不管几点钟，记住哦！"

我让她躺平，给她做了体格检查，发现疼痛应该是癌症转移痛，没有什么好办法，只能用些止痛药物对症治疗。用了药，她好些了，我才离开。虽然当时我没多说什么，但是内心却很感动。我从来没碰见过一个患者因为怕影响夜班医生休息而自己强忍疼痛的。

顾大姐，多么善良的人啊！从此以后，我开始对她关注起来，虽然我能做的很有限，也就是多去看看她，帮她催催检查报告，争取早点手术。慢慢地，我了解到她其实早就开始出血了，已经有一年多了，一直以为是更年期月经失调，再加上她是家里的顶梁柱，儿子要结婚、盖房子，一直抽不出时间，想着等事情忙完后再去医院看病，这么才被耽误的。

到医院这么多天也没安排手术，她隐隐猜到是不好的毛病，开始用言语试探我，是不是癌症？我实在不忍心告诉她，每次都搪塞过去。她看我实在不说，后来就不再问了，还对我说，就算是癌症也没啥，房子也盖了，儿子也结婚了，也没什么遗憾了。

直到手术前签字那天，我实在没办法，只能如实相告。说完，我就沉默了，因为我实在不知道对这个善良的大姐说什么安慰的话。她没流一滴眼泪，还拍了拍我的肩膀，说："孟医生，你别难过，这不是要开刀了么，开完就好了。"

手术很难做，很多转移的淋巴结就在大动脉的旁边，剥除的时候一不小心就会破裂导致大出血。经过艰难的四个小时鏖战，才完成了这台手术，我记得一共剥除了四十六个淋巴结，最大的一个像鸽子蛋那么大。

术后第二天，早上查房的时候问她怎么样，疼不疼。她说基本上不疼，比手术之前好多了。这可是个 20 厘米长的大切口，肚子里面做的范围也很大，怎么可能不疼？由此可以看出，她原来的疼痛有多剧烈，可她自己一直忍着。因为不放心她又自己忍着疼不叫我们，所以我只要空了就去病房看看她，问问她情况。每次她都对我说："孟医生，你放心吧，现在我真的不痛了。"

顾大姐住院时间很久，再加上后来的化疗，二十一天就要来住一次院，所以我们成了朋友。可是她的预后并不好，因为病理类型是鳞腺癌，是一个对放疗化疗都不敏感的类型，再加上是晚期，对此我毫无办法，只能多为她祈祷了。

我最后一次见她，是2018年的年初，她大腹便便，不是胖，而是肚子里全是腹水。到了办公室，她把我叫出去，告诉我她想捐献器官。那天她说的话我至今都记得很清楚，她边哭边对我说："孟医生，我的情况你最清楚，我知道现在我不行了，我的父亲是癌症去世的，我的弟弟是尿毒症，现在还要一直透析。我想把自己的器官捐献出来，为需要的人做点贡献。你在医院上班，帮我问问怎么办捐献手续，谢谢你了。"

后来没多久，她就去世了。

就是这么一个人，一个普通的农村中年女性，这么善良，在生命的终点还想着去帮助他人。

她让我找到了自己工作的意义。也许这世界上有很多自私的人，但是心地善良的好人更多，为了报答他们的善良，我要不断提高自己的技术，提升自己的人文情怀，努力为广大患者解除疾病带来的痛苦，让他们能够健健康康、开开心心地过好每一天。

（妇产科　孟晓燕）

这是一个充满了爱的地方

产科，一个守护新生命诞生的地方，每一个早晨都是忙忙碌碌的，交班、查房、准备手术、接待新的孕妇……叮铃铃的电话铃声总是频繁地响起，没有人敢让它多响几声再接，因为每一个来电都有可能是急救电话。

"张医生，来了新的待产妇，疤痕子宫，孕三十七周，有腹痛。"

"好的，马上到。" 接到电话，我不敢急慢，快速过去，看到护士台边一个坐在轮椅上的孕妇因腹痛而弯下了腰，旁边站着一个焦急的老妈妈，拉着一个五六岁的小姑娘。

我快速翻阅了她的产检资料：吕薇，36 岁，孕三十七周，产检糖耐量异常，四小时前开始阵发性腹痛，少量见红。六年前在外院因胎位不正行剖宫产术，入院前 B 超提示胎儿头位，胎盘成熟度 II 级，胎儿预估体重 3000 g。

快速推到检查室，听胎心，查宫口，结果是胎心正常，宫口已扩张 2 cm，看来是早产临产了。因为疤痕子宫，原则上这一胎没有剖宫产指征了，胎儿体重不大，可以考虑阴道试产，但是目前并没有准确的方式能判定子宫疤痕破裂的风险，实际工作中我们通常会尊重产妇及家属的选择。

"吕薇，你现在已经临产了，虽然孩子要早产，但是已经接近足月儿了，相对来说这个孕龄的孩子肺已基本发育成熟，存活没有什么问题，有并发症的概率也会比较小，保胎的意义不大。如果要终止妊娠，有两个方案，一个是顺其自然选择阴道分娩，根据你的情况可以尝试，但对于你和孩子仍有一定的风险，万一疤痕处子宫破裂，即使我们及时抢救，仍有可能危及孩子的生命。另外一个方案是，倾向于保护孩子，立即选择剖宫产。你与家属商量一下，5分钟后给我回复。"

"吕薇家属在吗？"我走出检查室，打算再找家属告知一下。

"在，在！"那位老妈妈急忙拉着身边的孩子走过来。

"你是她的妈妈吧，她老公呢？"

老妈妈一听这话，焦急的神情突然暗淡下来："医生，她老公不在。"

"不在？他老婆生孩子，他怎能不在呢？"

老妈妈伤心地说："他……去世了。"

空气突然凝重了几秒，我的心一紧，同情心油然而生，口气立马从专业模式改为温柔模式："哦，她要早产了，孩子目前评估下来是好的，情况我已跟她本人讲了，你们商量一下，是自己生，还是做剖宫产？"

"好的，好的。"妈妈赶紧走进检查室跟女儿商议。隔着墙，我突然听到母女俩争执了起来，我赶紧走进去，老妈妈转过身来焦急地问我："医生，如果她再剖一刀的话，以后是不是不能生了？"

"不是绝对不能生，但是可能会比较危险，一般我们不建议

107

剖第三胎。"我说。

"那我们不剖，自己生。"老妈妈说。

"不，妈妈，我要剖宫产，这个孩子得来不易，他爸爸已经不在了，我要确保他的安全。"

"傻闺女……"老妈妈转过脸去，用衣袖擦了下潮湿的眼睛。这一幕，看得我心里酸溜溜的，我能够理解老人，总想为女儿多做一些打算，万一以后再婚，还有再生育的可能。

最终，妈妈拗不过倔强的女儿，选择了剖宫产。既然产妇已经做出选择，就不能再冒风险耽误每一分钟了。于是，我以最快的时间通知手术室、打印手术同意书、谈话签字，同时护士以最快的速度备皮、导尿、换手术衣。

十分钟后产妇被送入了手术室。二十分钟后一个健康的男宝宝出生了，呼吸顺畅，哭声响亮。护士给孩子擦干包好，抱给产妇看："吕薇，看一下哦，非常健康的男孩子，上午八点五十五分出生，体重 3200 克，宝宝来跟妈妈亲一下。"

"儿子，妈妈终于把你生下来了。"吕薇的情绪一下子就激动了起来，泪流满面。与此同时，手术台上的我明显感觉吕薇的子宫疲软，宫腔出血增多，肠腔胀气，遂一边按摩子宫，一边加用缩宫剂，一边安慰着她：

"吕薇啊，孩子好好的，你别哭哦，太激动了会出血多的，手术结束后你就可以好好地看孩子了，现在你要控制情绪，我们要一切都顺顺利利的哦。"

慢慢地，产妇的情绪平稳下来了，宫缩好转，手术顺利结束。

回到病房，看到床位护士正井然有序地给产妇做术后常规护理工作：整理床铺、输液、按压宫底、记录监护、指导产后注意事项。

"阿姨，产妇六个小时后能喝水，小宝宝要多吮吸妈妈的奶，这样可以促进宝宝和妈妈的感情，帮助妈妈产后恢复，促进产奶……"

老妈妈眼眶红红的，紧张而担忧地站在女儿的床边，一边听着护士嘱咐，一边茫然地点着头。

护士嘱咐结束了，我把老妈妈拉到一边，说："阿姨，手术比较顺利，孩子也很好，就是您女儿的情绪比较激动，您多帮忙照顾孩子，让她别多想，好好休息，不然会影响子宫收缩，容易产后出血。"

"好的好的，谢谢医生了。"

老妈妈一边感谢，一边擦了下眼角，说："我闺女又受罪了。"

"阿姨，手术后第一天产妇有点难受，我们已经给她用了镇痛泵缓解疼痛，明天就会好很多，而且会一天比一天好，你别太担心。你看，小宝宝多可爱，很像他的妈妈哩，吆……宝宝在吃自己的手指了，是饿了，要找妈妈吃奶了。"

经过我这么一打岔，老妈妈的情绪平复了一些，抱起孩子将他送到产妇的旁边。而此时的吕薇，看着伏在胸前粉嫩的小婴儿，术后略微浮肿的脸上泛起了温柔的母爱的光芒。或许是出于对一个丧偶的二胎妈妈的同情，科里的医生护士们对吕薇母子俩都比较关心。

后来我了解到，吕薇是一个幼儿园老师，丈夫是一个建筑监理师，女儿聪明伶俐，原本是一个和和美美的家庭，国家开放二胎后想再要一个孩子，可能是因为年龄偏大点，前两年自然流产了两次，这次好不容易顺利受孕，结果怀孕五个多月时，厄运降临，丈夫在巡视工地时被高空坠下的建筑材料砸死了。悲痛之余，家里人一直劝她放弃这个孩子，可是她坚决不肯，因为这个孩子来之不易，更因为对丈夫的怀念。她说这个孩子是丈夫生命的延续，她万般舍不得放弃。

孩子喂奶，大女儿乖巧地趴在床沿上写作业。孩子姥姥在一边帮忙整理着小宝的用品，温馨的画面让人不敢相信这是一个不久前刚被沉重打击过的家庭。

"吕薇，恢复不错啊，我来检查一下伤口……嗯，都挺好，今天可以出院啦。"

"真的，太谢谢医生了，这几天麻烦你们照顾我了。"她微笑着，边说感谢边看着一双可爱的儿女，表情温柔而坚韧，仿佛已经做好了准备，从离去的丈夫手里接过生活的重担，让自己瞬间变成一棵参天大树，守护好自己的亲人。

我瞬间被某种力量感染了，这应该就是爱的力量吧，一家人在一起，互相温暖，相互陪伴，获得勇气和鼓励。

每个人的生活都可能经历不幸，有的人选择自暴自弃，有的人选择寻找新的庇护，而有的人会毅然引发自己内心的宇宙，让自己变成百变金刚，守护自己所要守护的人。

产科，一个迎接新生命到来的地方。在这里，我们都是守护天使，你守护着肚子里的小生命，我们守护着你们。这世界上最美好的事情，就是陪着你，做你坚强的后盾，一起迎接你最可爱的小天使。

（妇产科　张丽娜）

关爱与信任

对病人的一份关爱，换来的不仅是一个人的信任，而是更多人的信任。这一份关爱，这一群人的信任，令我无比感动，给我的职业生涯注入了新的动力。

事情发生在 2017 年冬春之际。上半夜刚忙碌完，我拖着疲惫的身躯来到值班室，脱下白大褂准备休息会儿，远远听到护士站的电话铃声急促地响了起来，脑子里绷着的弦又被拨动了，心里真希望是别的科室要借药，或者打错电话了。

才过了不到半分钟，我的手机铃声就急促地响了起来。

"嵌嵌，急诊科打来电话要出诊，说第四胎的孕妇在家里肚子痛得厉害，马上就要生了。"护士莲姐说。

"好的，莲姐，我马上去。"

我赶紧穿上白大褂，拿上产包、听筒和三副无菌手套，带着两支缩宫素跑了出去。

"嵌嵌，穿件外套，外面冷。"莲姐在我身后大声喊着，而我已经冲进了电梯，外面冷不冷的也顾不上了。

到了一楼，120 救护车已经等在住院部的楼下了。从医院住院大楼里冲出来，我不禁打了个寒战。莲姐说得对，外面真的好冷。

寒冷中我跨前一步跳上了救护车，立即问司机师傅："师傅，多久能到患者的家里？"

"二十分钟左右，但地方不好找，他们住在矿区的小山顶上。"师傅说。

"是吗？那就赶快吧，别生在家里了。"我着急地说。

"好的，出发。"师傅答道。

坐在救护车里，我的大脑快速地转动着，思考着接下来一切可能发生的事情及应对措施。师傅加大了油门，车开得飞快，半夜里一路畅通。渐渐地，路越来越黑了，也没有路灯，只能靠救护车的车灯来照亮前方了。

这时，患者家属的电话又打来了："喂，你们快到了吗，我老婆痛得快不行了，你们赶快啊！"

听得出来，电话那边催促的声音很着急。

"我们已经到矿区了，你们住在哪个地方？请来个人在马路上等着，我们的车在马路上开着。"师傅说。

"我们刚到马路上，都站在这儿等着呢。"家属说。

我正要接过电话进一步询问，突然看到远处隐约有四个人影站在马路上，手不停地挥着。

"师傅，是他们，就在前面。"

师傅也已经看见了，立即将车向他们开过去。车还没有停稳，我就抱着产包跳下车了。

马路边上，孕妇正躺在一副担架上。我赶忙跑上前去，蹲下身子问孕妇："你好，现在有大便的感觉吗？"

"医生，我痛起来特别想大便。"孕妇痛苦地说。

"你家在哪里？离这儿远吗？"

问这话时，我脑子飞快地想着：来的时候花了二十多分钟，从这里回到医院又要二十多分钟，她是已经生过三个孩子的经产妇，如果宫口已经开了的话，极有可能在救护车上就分娩了，可是救护车里空间小，路上又颠，接生很不方便，孕妇在颠簸中分娩也不好，不如先到她家里查查宫口，如果宫口已开，真的马上就要生了，干脆就在家里接生，然后再将母婴一起运往医院。

"不远，就在那儿。"家属指着路边的一个小山坡说。

我一听，立即决定先将孕妇抬回家去做检查。我们抬起躺着孕妇的担架向山坡上走去。由于前几日下雨，山坡上有很多积水的土坑，我们抬担架的几个人都踩到了坑里，鞋子也进了水，寒冷从脚底升起，但我们都顾不得这些了。

家属见状，非常不安："太不好意思了，路孬，没灯，小心，辛苦你们了！"

"没事，应该的，大人要紧。"我们答道。

进了屋，借着不太亮的灯光，我察看这二十来平方米的农村出租房，但见里面十分简陋，基本上没有什么像样的家具，床倒是有两张，一张大床上三个孩子熟睡着，床上的被子与孩子的衣服有些脏乱。

我们把孕妇放在另一张床上，让男同志都出去。我帮孕妇把裤子脱了，这时我发现孕妇的衣着非常破旧、单薄，看得出来他们的经济十分拮据，生活非常清贫，心里顿时有一种说不出的难过。

113

"我的天哪，这是啥？"随车的120护士看着孕妇两腿中间那个半透明的肉团团的东西，小声而紧张地问我。

"看着不像羊膜囊，我先检查一下阴道再说。"

看着从孕妇阴道里膨出的这个半透明球状物，但见直径约5 cm，表面有糜烂，我一时也不确定究竟是什么，但肯定不是羊膜囊。

阴道检查发现，孕妇的宫口容二指，头 S–3，顺着宫口摸宫颈上唇有向外延伸的感觉，突出来的不会是脱垂的水肿的宫颈上唇吧？

我感觉这个应该是脱垂的水肿的宫颈上唇，但一时也不能完全确定，在分娩的过程中，这个考虑为宫颈上唇的膨出物是有破裂出血的危险的。评估了一下，她暂时生不了，所以赶紧去医院吧。

我与她老公简单沟通了一下，她老公向家里人稍作交代后，我们就立即赶往医院了。

孕妇被送进产房后，我立即打电话给上级医生，上级医生过来做过检查后，确认这是脱垂的水肿的宫颈上唇，是她之前生了三个孩子没有好好恢复，又做重体力活而导致的。现在宫口已经开到 4 cm 了，等着生吧。

我和助产士一起在产房守着她，无影灯下 35 岁的她看上去很显老，皮肤粗糙，脸、手、脚估计也好几天没洗了，指（趾）甲里都藏有灰。

这时，孕妇有点难为情地说："我身上有点脏，脚也有点臭，不好意思了。"

"没事没事，我们都没闻到哦，平时接生孩子的时候，什么屎呀尿呀屁呀的我们碰得多了，没有关系的，呵呵呵。"

说完我故意呵呵地笑着，为的是缓解现场的尴尬，放松她的心情，也希望借此减轻一些她的阵痛。

等待分娩的过程中，我们就这样闲聊着，得知她来自云南，是少数民族，在我们这边的船厂打工，收入不高，一家五口过着贫寒日子。

"你下午就肚子痛了，咋没来医院呢？"我问。

"下午在船厂里干活，不想请假，肚子痛可以忍，想等痛得忍不住了再来医院生，生完就走。"

我听明白了，不请假是为了挣钱，痛到忍不住了再来医院生并且生完就走是为了省钱。这个毫不矫情、吃苦耐劳、为了生存辛苦工作的母亲是多么的不容易啊！

"你已经有三个孩子了，为啥还要生第四个孩子呢？"我疑惑地问道。

"我前面生的三个都是男孩，我们是少数名族，国家不限制生育，我们那儿的人必须要有儿有女，所以我希望再生个女孩。"

"哦，是这样呀，可是万一又是个男孩怎么办，难道以后还要生？"我追问道。

她睁大眼睛看着我，没回答我，只是笑了笑。我知道她心中的苦衷，真心希望她这次能够如愿生个女孩。

我心疼地说："你不能再生了，因为你的宫颈已经脱垂了，再生的话子宫也会脱出来，对你的健康与生活会造成很大影响的。

这次生完后你一定要好好休息，不能再干重活、累活了。而且，孩子多了负担也重，上学也要花好多钱，养不起的呀。"

听了我的话，她淡然一笑，说："我们养孩子和你们养孩子是不一样的，孩子生出来能够吃饱穿暖就行了，到年龄后让他们去上学认字，长大了就让他们出去打工自己养活自己，所以多一个少一个无所谓的。"

听了她的话，我沉默了。

是啊，这世上每个人的生存方式和生活意义都不一样。对于他们而言，一家人能健康地生活就很满足了。我想起那间小小的出租屋，想起躺在床上熟睡的三个孩子，想到他们能不能穿暖、吃不吃得饱都是问题，心里不是滋味，止不住暗暗替他们难过。

"我来给你剪剪指甲吧。"看着她脏兮兮的长指甲，我说。

"不用不用，生完孩子我自己剪，手脏，指甲里都是灰，怎么好意思让你给我剪。"她极力推脱道。

"没事，生完孩子你哪有空剪，这么长了，别扎着孩子了。"我说。

容不得她推辞，我取来温水和湿纱布，帮她把手脚都擦干净，指（趾）甲也全剪干净了。她一个劲地说谢谢，眼中是满满的感激之情。我嘴上说不用谢，心里想这是我唯一能够帮你做的事情了。

看着她身上破旧、单薄的衣服，我忽然想起家里一些不穿的衣服，便对她说："我有几件衣服，现在胖了穿不上了，我洗干净后放了好久了，你要是不嫌弃，我明天带给你。"

"谢谢，谢谢，不嫌弃，真的非常谢谢你！"她无比感激地说。

我们就这样闲聊着，她的疼痛感也没有那么强烈了。过了两个小时，她顺利分娩了，分娩过程中水肿突出的宫颈被保护得很好，没有出现破裂出血的情况。

　　"男娃女娃？"孩子一出生，她立即焦急地发问。

　　"是个男孩哦。"我笑着说。

　　她没有吭声，眼睛望着天花板，看得出来她很失望。那一刻，我的心里也有一种失落的感觉。

　　"脱垂的宫颈现在已经自行缩回去了，放心哦。月子里你要好好休养，以后重体力活就别干了，不然将来老了以后子宫还会脱出来的，会严重影响你的健康和生活。以后也别再生了，上环避孕吧，身体比啥都重要。你休息会儿，我出去给你老公说说。"

　　产房的门打开后，她老公一见我立即就问"男娃女娃"，我说了是男孩后，看不出他有一丝的喜悦。我耐心向他解释了他老婆以后最好不要再怀孕生孩子的事情，他只"嗯"了一声，也不知道有没有听进去。

　　第二天下班回家后，我把衣服整理好，又向几个姐妹要来了她们闲置的衣服，打了四大包，晚上便去了趟医院，她和新生儿的情况不错，母子平安，见到我她特别高兴，不停地和我说话。

　　病房里人太多，我把她老公叫了出来，告诉他衣服的事情。她老公听后很高兴，一个劲儿说"谢谢"。

　　我说："衣服放在病房里不方便，我先放在值班室了，等你们出院那天我再给你。"

　　他笑着"嗯"了一声，我的心里有一种说不出的轻松与快乐。

几天后，她就出院了，夫妇俩笑着与我道别，高高兴兴回家去了。

后来，他们那一片出来打工的女人都来我们医院生孩子，他们说只信任吴中医院，只信任吴中医院的医生和护士。对于他们，我们大家都很关心，其他医生护士也常会把一些家里闲置的衣服送给他们，费用上也是帮他们能省则省，处处为他们着想。

叙事医学之母丽塔·卡伦说，医学是回应他人痛苦的一种努力。作为一名医生，我们在临床诊疗过程中一定要关注病人，知其苦痛，与病人共情，努力去帮助他们，给他们一份关爱。

我对这位孕妇所给予的关爱，换来的首先是一个人对我们的信任，进而是一群人对我们的信任，由此我感受到了关爱的力量，这是实践叙事医学所取得的成绩，对此我无比欣慰。

（妇产科　赵嵌嵌）

那一丝希望，期待会发生在她身上

哒哒哒、哒哒哒……

枯燥乏味的键盘敲击声有节奏地从十三病区的医生办公室里传出来，又是一个忙碌的工作日。

"四点三十五分了，快下班了，你还有很多病程录和出院小结要写吗？"

对面的同事看我一下午忙得都没空喝水，关切地询问道。

"嗯，没事儿，今天上午手术多，床位上的活儿没怎么干，现在加把劲儿还来得及……呃，只要这个点可千万别来新病人了，嘿嘿。"

我朝她眨个眼，笑着道，"你懂得！"

在医院里上班轮到值班的话，总有些不成文的小禁忌用来调侃，比如"今天的班真闲啊"，然后分分钟让你忙成狗；再比如"吃水果吗？芒果……""别别别，我只吃苹果，平平安安的"；还有就是不到点交接班结束，千万别说"还有几分钟了，准备下班"这样的话儿，若说的话，铁定马上就给你来个急诊，甚至抢救！

这不，怕什么就来什么。

"金医生，1338床来了个新病人，我弄好后马上把她带过来。"

护士妹妹的声音很甜美，然而此刻听着却分外刺耳。

"好的，不急，你慢慢弄。"

我认命地答应着，双手依旧不停地敲打着键盘。看到对面同事略带同情的目光，我反而释然了，自我安慰道："反正手头还有活儿没有干完，债多不愁，虱多不痒，来吧。"

其实，作为医护人员，加班加点早已是常态，临下班时收新病人更是家常便饭，这是我们的职业性质所决定的。可是，谁不想按时下班回家陪孩子呀，轮谁头上还不得"假装"委屈一下嘛。

唉……怪我那说什么来什么的欠抽的嘴！

没一会儿，护士妹妹监测完生命体征后就把患者带到我的办公室里来了，后面还跟了个胖胖的抱着个娃的中年妇女。

黝黑、憔悴与不安，是这位患者给我的第一印象。

"病人请坐下，家属请到办公室外等，新冠肺炎，特殊时期，需要填写一些调查信息，据实填写就行，然后我再问你一些相关的情况。"

说完，我拿出流行病学调查表递给患者，边向她解释边翻开病历：钱素琴，女，46岁，2019年12月在南京做试管婴儿失败，B超发现子宫内膜息肉，要求行宫腔镜手术……

都已经46岁了还要做试管婴儿，真的是挺拼的啊！难道又是一个被传统思想禁锢、重男轻女、一把年纪搭上老命也要生儿子的女人？或者是离异后再婚想要生育的？

"医生，医生……"

我天马行空的思绪突然被她焦虑不安的声音所打断，我抬起

120

头望着突然站起来的她。

"我……我不会写字，也不识字，让我妹妹进来帮我填行不行？她都知道的，都清楚的，我，我……我怕讲不清楚！"

她紧紧地握着手中的笔，然后放下，又拿起……紧蹙的眉头，颤抖得发白的嘴唇，一副不知所措的样子。

临下班来个病人就算了，还是个文盲，别自己的情况都说不清啊……我心里抱怨着。算了算了，保持风度，保持耐心，注意语气，注意态度！

"哦，没事儿没事儿，不要紧的，待会儿再填，不会写字可以按手印的，我先问你些问题吧。"

看她逐渐放松了捏紧的拳头，又慢慢地坐了下来，但身板还是挺得笔直而僵硬。

"你是哪里人啊？结婚领证了吗？上不上班……"

很机械地，一套熟练的现病史问诊下来，并无特殊。

当我问到"你还打算生孩子吗？我看到病历上写你去年在南京做试管婴儿失败了"时，她又一次猛地从椅子上站了起来，双手撑在桌子上，身体前倾，两眼看着我说：

"是的，医生，我是要生的，我就是为了生孩子才来你们医院做手术的，我做完手术还要去做试管婴儿的！"

此刻，她那黝黑的肤色掩饰不住她的坚定眼神，憔悴的面容变得异常果断和严肃。我被她突然加强的语气所惊到，竟一时语塞，心中想道：又是一个执着的人啊！

缓过神来后，我让她坐下来，仔细询问她的月经史、生育史及做试管婴儿的缘由。她低着头，一改刚才的坚定，无措地低声说道："医生，我的儿子不在了，是去年走的，我就这么一个孩子，他走了，所以我想再生一个……可是，自从儿子去了以后，我的月经也不怎么来了……"

我清晰地听到了她的哽咽声，脑子顿时轰一下反应了过来，突然感到喉咙有些干痛，脸开始发烫……做了这么多年的医生，即使看惯了人情冷暖，见多了生离死别，但每次遇到这样的情况，总是不忍心、难过，除了同情与怜悯，对她还有点愧疚。

我站了起来，轻轻地拍了拍她肩膀，安慰道："是这样啊，你放心，我会根据你的情况进一步完善检查，然后尽快帮你安排手术，手术恢复后你可以尽早去做试管婴儿。"

她望着，眼睛里闪过了一丝光，却转瞬即逝。她也站了起来，用手拉着我的白大褂，说："好的，谢谢医生，谢谢，请尽快帮我安排吧，我等不及了，谢谢你！"

她的声音里，藏不住的是内心的落寞，我心里酸酸的，止不住抬眼细看她，却正好对上了她发间的丝丝微霜。

列夫·托尔斯泰说过，幸福的人生都是一样的，不幸的人生则各有各的不同。面对我的患者——这个不幸的女人，我对这句话有了更深的理解，同时又一次感受到了医学的无力与苍白。

我把站在门外的患者妹妹叫了进来，又向她了解了一些她姐姐的情况，拿到了之前的检查单，似乎比我想象的还要糟糕很多：农村家庭，外出打工，儿子去年在工地上意外死亡，年仅26岁，还未成婚。老公在工地上上班走不开，妹妹陪同来医院。既往流产过七次，近半年丧子后情绪低落，出现月经不规则，做试管婴儿一次失败，B超提示子宫内膜息肉。更令人心痛的是，相关指标提示患者处于围绝经期，卵巢功能呈衰退趋势。

一边整理病史，一边麻木地打字，心里却无时无刻不在纠结：该不该告诉她？以她目前的情况，再次生育的几率几乎为零，即便试管婴儿成功，孕期更是困难重重……不过，也不一定，不是还有62岁的妇女生育的吗？但毕竟是极少数……此刻，我多么希望医学是万能的。

天渐渐黑了起来，城市的灯火从来不为谁停留，车水马龙间，我似乎听到了一个失独家庭的无助与悲啼。

立即完善检查，术前准备，在手术签字时我终于见到了钱素琴的老公，又黑又瘦又高，突出的颧骨令眼角的褶子更加清晰，布满裂痕的苍劲的手握着笔艰难地描着自己的名字。

手术谈话之余，我还是将我的顾虑跟患者家属说明清楚，虽与此次手术无甚相关，却也是让他们对微乎其微的生育几率提前有个心理准备。

手术很成功，顺利在宫腔镜下摘除了内膜息肉，同时取了内膜活检。两天后查房，听说明天可以出院了，我看见了她脸上难得一见的笑容。

"谢谢，谢谢医生！"她发自内心地对我说。

知道她马上就要回南京去做试管婴儿了，科室里的同事都一起帮她出谋划策，为她推荐权威大医院的生殖中心。既然时间已经不等人了，就别再走弯路了，哪怕只有一丝希望，我们都期待能发生在她身上。

　　临走前，她来办公室与我们道别，抬眼看她，我一直记得那个孤注一掷的笑容……眼角的皱纹里有些许焦急，疲倦的双眼中有一份期待。

　　我知道，这时候的她需要的不是同情，而是鼓励！

（妇产科　金玉超）

让医学成为人与人之间的故事

今晨交班，和夜班医生交接了新入院、待产、顺产、手术、特殊病人。

常规交班后，夜班医生特意提到了 20 床金女士：42 岁高龄初产，因胎膜早破昨日白班入院，常规行小剂量催产素静滴至白班结束，因未临产并且胎心监护无明显异常而回病房休息，准备若未临产的话今日再次行小剂量催产素静滴。

金女士夜间情绪比较紧张，反复查宫口数次，并且夜间血压偏高，建议口服拉贝洛尔降血压。她的依从性较差，不时会抛出一连串的"问候性"内容：

"医生我没有什么不舒服，为什么要吃药？"

"医生这药吃了对我、对孩子有影响吗？"

"医生，这药要多少钱呀？"

"医生……"

金女士整整折腾了一夜，像她这样的"特色病人"在当今国内的各大医院里可能时时上演。我默默地听着夜班医生的诉说，心里暗叹了一口气，看来又是个"难缠"的病号，我得去会会她。

踏进金女士的病房，映入眼帘的是一个如"恶病质"般的孕妇，如果穿宽大点的衣服，你绝对看不出她是个大肚子。

还没等我开口，她就说话了："医生，我能不能自己生？我好痛啊，为什么宫口开得那么慢？这样等下去宝宝会不会有事？我们家没有什么钱，低保户，最好用最经济划算的方案让我的宝宝平安出世。"

又是一连串的"问候性"发问，看来她心中极度焦虑，同时对我们医生的信任度也近乎于零。

对于这样一个"特色病人"，我该怎么去和她沟通呢？

我思忖着，同时以最快的速度浏览着她的病历：金小霞，女，42岁，无生育史，有抑郁症病史八年，五年前曾跳楼自杀导致骨折，半边身体浅表感觉神经异常。专科检查，胎儿预估2750克左右，头盆相称，目前宫口开3厘米，宫颈质地软。

综合上述资料，如果依从性好的话，当前的产科情况自己生是绝对可以的，但像金女士这样特殊的病人，制定下一步治疗方案已不能只考虑技术性的决策，还需要考虑心理、伦理和人文关怀。

此刻，美国医生特鲁多的话又在我的耳边响起了："有时去治愈，常常去帮助，总是去安慰。"叙事医学告诉我们，患者来看病都有倾诉的愿望和沟通的需求，疾病是一个故事，病人有眼泪要流，有故事要讲，有情绪要宣泄，有心理负担要解脱，这个过程就是治疗。医学是回应他人痛苦的一种努力，医生在治疗患者的同时，更多的是要去帮助和安慰患者。只有真正理解了患者的疾病故事，感受了疾病带给他们的痛苦，才能真正进入他们的世界，才能产生信任和爱。

我不再多想，上前一步紧紧握住金女士的手，向她问好，鼓励她讲述自己的疾病故事。我站在床边静静地听她讲，默默地看着她。

　　八年前金女士得了抑郁症，一直都正规服药，但心理状态始终无法与常人一样。由于这种病，她只能降低择偶标准，嫁给了一个贫穷的男子，也就是她现在的老公。但是，她老公当时并不知道她有抑郁症，后来得知她有抑郁症后，毅然提出离婚，导致她选择跳楼来结束自己生命。经过抢救，命虽然保住了，但留下了一些后遗症。她怀孕后，虽然知道抗抑郁药有致畸作用，但因停药会头痛万分，所以一直服药至今。不过，她的内心深处很渴望这个孩子，希望这是个健康的孩子，以此来稳固自己的家庭。

　　我静静听着，心缩得越来越紧。金女士正规服药期间，就有因受刺激而轻生跳楼自杀的举动，如果这个孩子分娩过程有异常，或者因她长期服用抗抑郁药导致孩子先天缺陷影响出生存活力，引起夫妻再次争吵，她希望破灭……而且，即使正常的孕妇一旦分娩，体内激素也会面临很大的波动，也有可能得产后抑郁症。金女士是高危人群中的高危病人，必须非常非常重视！

　　首先，眼下宫口已开3厘米，今日分娩是必然的，但我院无精神科，产后抑郁用药存在局限性，得请院外专家详细评估病人的情况，并指导产后用药以确保大人安全；其次，鉴于金女士精神高度紧张，痛阈点低，试产过程不可控因素甚多，以手术结束分娩最为稳妥，但同时经济费用又会相应增加，令这个贫困的家庭雪上加霜。

127

作为一个妇产科医生，从技术层面上来决定金女士的分娩方式并不难，但是她的经济状况、痛苦经历、家庭结构、社会关系，等等，这些显性和隐性的心理和伦理问题，都深深影响着我的抉择。

我双目与她对视，问道："金女士，请你如实回答我，你想不想自己生？想自己生的话，相信我们一定会为你和孩子保驾护航，并且竭尽全力！"

金女士见我一脸真诚，眼神中也似乎多了渴望与信任，少了焦虑与不安。她答道："医生，我想自己生，这样可以少花些钱，因为我是低保户。"

从她的语气里，我能够明显地感觉到，她的内心是不安和缺乏勇气的，也许是因为她的过往经历给她带来了太多的阴影，令她已经无法勇敢地面对生活的磨难。

最终，因为她产力不够，也无法忍受宫缩的疼痛，加上羊水污染严重，为保孩子安全，还是转去做剖宫产手术了。在手术间外院精神科专家也及时赶到，给她制定了产后治疗方案，增强了她的信心。当提及外院专家会诊费时，她老公泪如雨下，说身上现金不够。我能体会他此刻的难处和内心的痛苦，于是和手术室护士长一起掏出身上的钱为他凑齐了会诊费。

孩子出生，是个女孩，虽然羊水污染，但是活力好、外观正常，转至新生儿科接受相应的诊治。转回病房后，金女士流着泪对我说："能平安生下女儿，这辈子已经没有什么遗憾了，非常感谢你，感谢你们！"

孩子虽然转至新生儿科，母婴暂时分离，但金女士的情绪还比较稳定，没有什么过激举动，并对之后的治疗也很配合。我觉得像金女士这么特殊的孕妇能够顺利生产，这要归功于人文关怀的理念。

当下盛行的生物医学模式，关注的是疾病，很少关注人，将医学演绎得不再是人与人之间的故事，而成了人与机器、人与金钱的故事。不得不承认，生物医学确实解决了很多诊疗难题，强大的机器能让我们看到身体内部是如何运转的，新研发的药物也拯救了很多人的生命，但这些惊人的进步也同时弱化了医疗中的人文关怀。

生物医学模式并不能解决所有的问题，医生除了关心病，更应关心患了病的这个人，需要更多地去倾听、去帮助、去安慰。践行叙事医学，听懂病人的故事，通过共情而进入病人的世界，才能让医患之间产生信任，才能让病人感受到医学的暖人温度。

（妇产科　陈佳浴）

两人唯一"断舍离"

那天，电话铃声突然响起，是出院的老病人张阿姨打来的电话。她说："翟医生，想麻烦你个事，我有一个朋友也是糖尿病足，去当地医院看了，说是需要截肢，他非常难过，想麻烦你看看，看有没有保住的希望。他有点特殊，希望能保住这只脚。"

"好的，张阿姨，不麻烦的，您看他什么时候有空，最好要他本人到场，可以全面评估一下伤口的情况。"

"那就麻烦你了，翟医生，还是下周一的门诊吧，我让他下周一从盐城过来，差不多十点钟左右到医院，看看有没有办法能保住他这只脚。"

"好的好的，不用客气。"

周一上午，这位特殊的患者由家人推着轮椅来到了骨科门诊。

这是一位姓龚的老先生，75岁，病情比较复杂。他有三十多年的糖尿病史，因血糖控制不好出现了并发症，七年前右足趾破溃感染加重，在当地医院做了右足截趾术。但是，由于手术后伤口不愈合，感染渗出加重，出现了脓毒血症、休克，经 ICU 抢救治疗病情稍微稳定一些后，又做了前足截肢术。不幸的是，术后生命体征不稳定，又进行了抢救，最后再次做了手术，截肢至小腿中上 1/3 处，至此感染才得以控制。

截肢术后，龚老先生的身体情况还算不错，靠着假肢行走，生活还能自理。但是，一波才平又起一波。

一年前，龚老先生发生了心绞痛，在上海某医院做了心脏搭桥手术，术后生命体征不稳定，又进入 ICU 抢救，幸亏治疗及时才得以"重生"。出院后，龚老先生特别感慨，说自己命不该绝，老天爷还没打算收他，所以他要好好活着，希望一切都能变好。

可惜的是，七个月前龚老先生左足的第五足趾破溃了，经当地医院常规换药治疗了一个阶段后伤口不愈，而且局部变黑伴有恶臭，当地医生根据病情又建议截肢，但这一次龚老先生坚决不愿意截肢了。于是，家属带着龚老先生在当地各大医院转了一遍，可看下来都只有截肢这一个办法。

龚老先生的心情非常不好，右脚已经截肢了，假如左脚再截肢的话，那就是真正的"废人"一个了。所以，他宁死也坚决不肯再截肢了。家属对此毫无办法，只能按龚老先生的想法，在家消消毒，吃点止痛药，或者去医院挂点抗生素。就这样，慢慢地，龚老先生左足的溃烂越来越厉害，疼痛也越来越厉害，常常痛得难以入眠。

龚老先生默默地承受着这一切，他之所以不肯截肢，最主要的原因其实是他的家庭情况比较特殊，他和老伴两个人只有一只脚。龚老太太是位瘫痪在床二十多年的截肢患者，双下肢大腿以下都截掉了，平时的日常生活都需要人照顾，白天保姆还能帮衬，晚上就全靠龚老先生照顾了，如果龚老先生再截肢的话，这么大年纪也不适合再装假肢了，况且两只脚都是假肢也很难走路，所以龚老先生坚决不愿意截肢，可不截肢溃烂就不会好，所以他十分痛苦。

子女很孝顺，不放心父亲一大把年纪了还要照顾瘫痪在床的母亲，想要和两位老人一起住，以便能够照顾他们。但是，老两口不想给子女添麻烦，想着互相依靠也能自己过日子，再不行还有保姆帮忙，坚决不肯住在一起而拖累子女。

龚老先生明白，如果他再截肢卧床，那子女肯定不放心，那样肯定会让他们搬去和子女一起住的。子女平时都很忙，要他们照顾两个卧床的老人，这是多大的负担啊！所以龚老先生宁可一直耗着，也不肯再做截肢手术。

出院的张阿姨回老家去探望好友的时候得知此事。她想到自己的经历，也是四处求医无果，只有截肢一个法子，抱着死马当活马医的想法，尝试了我们吴中人民医院骨科新发明的"负压冲洗引流"治疗，没想到伤口真的慢慢缩小愈合，最终避免了截肢。

听闻龚老先生的情况后，张阿姨马上热情地介绍了自己的情况，并介绍了我们治疗慢性伤口的神奇疗效，于是就有了本文开头的那个电话。龚老先生又重新燃起了希望，迫不及待地赶到苏州，看看有没有办法保住他的脚。

经过门诊评估，我觉得希望还是很大的，便将龚老先生收住院了。在病房里安顿下来后，龚老先生热情地再次自我介绍，充满希望且十分肯定地说："翟医生，只要还有一丝希望，我就愿意尝试。起码我不是只剩截肢一条路了，我相信你们发明的这个负压冲洗引流器！我一定要努力到最后！"

"老先生，您放心，既然我收您入院治疗，一定对您负责，尽我所能为您医治，这条腿只要还有一点希望，我就要全力帮您保住。您不仅要有希望，还要配合我们的工作，我们要一起面对病魔，争取早日将伤口治好。"

"一定，一定！"

经过术前评估和检查，择期行左足清创术，术后予负压冲洗引流治疗，创面逐渐缩小，肉芽组织生长良好。随着慢性伤口的一日日好转，连带着龚老先生的精神状态也变好了，胃口也比以前大了，晚上也能睡整夜的安稳觉了。

每日早晚查房时，龚老先生会热情地问候，还会"汇报"一下睡眠、饮食情况以及自我感受。

有一天查房时，龚老先生满含希望地问我："翟医生，现在我的伤口长得不错，是不是可以不截肢了？"

"老先生，现在您的伤口长得不错，感染也没有加重，新鲜的肉芽组织都长起来了，痛也比之前好了不少，只要继续向好的方向发展，基本上就不需要截肢了。"我回答说。

"太好了，太好了！"龚老先生的眼中流露出了孩童般的喜悦。

有次晚查房，看到龚老先生两眼红红的，询问后才得知，原来刚和老伴儿通过电话，问起什么时候伤口能完全长好，什么时候能回家，老伴儿在家里想他了。平时都不做主的老伴儿，遇到任何事情都要询问龚老先生，两人从来没有分开过，现在这么长一段时间分隔两地，靠着电话沟通，没了主心骨，老伴儿心里不是滋味，一心期盼着龚老先生能早日回家团聚。

我了解情况后，打趣地说："老夫妻俩秀恩爱啦，多让人羡慕啊。您老伴儿想您了，您要多吃多睡，保持好心情，这样伤口才能长得快，才能早点回家团圆啊。"

龚老先生顺从地点着头，说："是的是的。"

每次换药，龚老先生都会询问伤口情况，较上次有无好转，而换好药后，他又要开始和远在老家的老伴儿煲电话粥了。

"龚老先生，在我们的共同努力下，您的伤口长得不错哦，下礼拜您就可以出院了。"

"下礼拜就能出院啦！好的好的，真是谢谢你了，翟医生，真的太感谢了！翟医生啊，我这条腿是你保住的，我这个家也是您保住的，您救了我们这个家呀。不然的话，家里两个卧床的残疾人，什么都需要人照顾，一般保姆都不愿意来。翟医生，真的太感谢您了！"龚老先生连声感谢着。

"看您说的，不用这么客气，能保住您这条腿，我和您一样的高兴。老人家，出院后您还要注意啊，要监测血糖，要每日检查下肢的情况，如果有红肿、渗出、疼痛，要及时到医院就诊，不能拖的，千万记住哦。"

"我听你的，我一定注意，要是不来你这边，我早就截肢卧床了，拖累子女和家庭，现在对我来说就是重生了啊！如果回去后真的不巧，我又弄破了脚，那我第一时间就到你这边来，肯定不会再拖了。"

"我是不希望您再来的，从我们这里出院的，还没有'二进

134

宫'的呢，我可不希望您做这个'第一个'。回去后，我们保持电话联系哦。"

几天后，龚老先生高高兴兴地出院回老家了。望着他渐行渐远的背影，我的心里也非常高兴，衷心祝愿他回去以后一切顺利，平平安安。

人的生活中是要有希望的，希望在任何时候都是一种支撑生命的力量。只要拥有希望，每一个日子都会阳光灿烂，而我要做的，就是给予患者希望，让他们的每一天都充满阳光。

（骨科　翟延荣）

三月心情似金秋

阳春三月，万物复苏，桃红柳绿，莺飞草长。东风随春归，发我枝上花，大家的心情也随之舞动起来。

三月的春风吹暖了神州大地，东西部帮扶的重任落在了我的肩头。从去年十月底来到贵州铜仁德江妇幼保健院帮扶至今，已有近五个月的时间了。从刚开始时的惴惴不安，到如今的契合融洽，我已经完全融入了这个新家庭，适应了这里的工作和生活。麻醉科的各项工作都井然有序地进行着，临床手术麻醉、新技术新项目开展、新进人员带教、科室业务学习、二甲评审资料整理……这是全方位的提升和完善。

麻醉工作服务于病人，为他们减轻痛苦，而他们的肯定，于我们而言是最大的激励。

植树节的前一天，当地一位疤痕子宫、住院待产的孕妇找到了我，恳请由我为她第二天的二次剖宫产手术打麻醉。一时，我有些意外，她看出了我的疑惑，告诉我医院楼下有苏州支医专家的简介，她看到简介后激动不已，觉得自己这个时候临产是赶上了好时机，于是设法找到了我，请求我能为她打麻醉。

我仔细打量着她，一位年轻朴实的土家族农村妇女，眼睛里带着欣喜与期盼，也带着几分焦虑与不安。我询问了她的身体状况、此次孕期的检查结果以及上次剖宫产手术麻醉的相关情况。

聊天中得知，她上次剖宫产手术是在其他医院做的，麻醉效果不太理想，手术过程中一直有痛感，手术以后也没有使用镇痛泵，以至于术后三天都痛得躺在病床上不敢动弹。但是，她是一个很坚韧的人，这些痛她都咬牙忍受下来了。

最让她心有余悸的是取胎儿的过程，将近二十分钟才把宝宝取出来，以至于她女儿的头顶上有一个直径五六厘米的大血肿，直至两个月后才慢慢吸收消退，令她十分心痛。

俗话说，可怜天下父母心。对于她的心痛，我感同身受，也理解了她的这个迫切请求。将心比心，我愿意用我的爱心、诚心和细心，换取她的舒心、放心与安心。

于是，我爽快地答应了她，那一刻，她的兴奋溢于言表。我也记下了岚岚的名字。

植树节那天一早，我心里浮起了一丝紧张，毕竟手术和麻醉都可能存在一些不确定因素，我只能竭尽全力做到我能力范围内的最好，但愿能达到岚岚理想中的安全与舒适。

岚岚来到手术室，看到准备充分的我，笑容浮现在她可爱的脸上。进入手术间，本该平躺的岚岚却选择左侧卧于狭窄的手术床上。出于职业的敏感性，"仰卧位综合征"这个词语马上蹦入了我的脑海。询问岚岚孕后期平卧位时有否不适，岚岚的回答是孕后期都不敢平卧，一旦平卧就感觉恶心反胃，喘不上气，这些都符合仰卧位综合征的表现。

好吧，这个体位正好适合椎管内麻醉操作，就是辛苦了开放输液的护士妹妹。腰硬联合麻醉操作我是驾轻就熟的，我严格按照无菌操作流程，轻柔而有条理地进行穿刺，同时在可能存在疼痛或不适感的步骤前给予温馨提示。

岚岚配合得很好，腰硬联合麻醉穿刺很快就顺利完成了。

在进行操作的同时，我考虑到岚岚仰卧位综合征的存在，观察心率在每分钟一百次左右，便嘱咐麻醉助手准备好血管活性药物去氧肾上腺素。翻身平卧才一会儿，还没等我收拾好麻醉包，岚岚就出现了仰卧位综合征的症状。

我吩咐麻醉助手，马上给予静脉推注准备好的去氧肾上腺素0.2毫克以纠正低血压。不一会儿，她的症状便缓解了。手术进展顺利，胎儿取出不过用了几秒钟的时间。

听到新生儿第一声响亮的啼哭，岚岚激动万分，在大家恭贺她喜得贵子的同时，热泪顺着她的脸颊悄悄滑落，但是她却望向我嫣然一笑。这一瞬间我明白了，这晶莹剔透的泪水中，蕴涵着涅槃重生的喜悦、如释重负的轻松、儿女双全的美满，还有对我如获至宝的信赖。

我轻轻地为岚岚拭去脸上的泪花，温和地抚摸了一下她的额头，鼓励她调整呼吸，放松心情，她微笑着向我点头示意。整个手术过程我一直站在她的身边，及时发现问题，立即进行处理，空闲的时候稍微陪她聊上几句，缓和一下气氛。

临近手术结束，我结合岚岚对药物的敏感性和适用剂量范围，配制了一个专属术后镇痛泵，接上镇痛泵并向她详细解释了用法和注意事项。手术结束时，岚岚高兴地向在场的所有医护人员道谢。回病房后，她的生命体征平稳，精神状态也很好。

第二天我去看岚岚，一见我进门她的脸上立即笑开了花。我走到床边，关切地询问她术后各方面的情况，她兴奋地说："张主任，您麻醉打得真好，背上打针基本没什么痛觉，手术的时候一点儿也不疼，现在除了挂缩宫素的时候肚子有一点胀，其他一切正常，比我生第一胎时感觉好了很多很多。手术的时候您一直在我身边，让我感觉心特别定。"

岚岚紧握着我的手，再三道谢。我轻轻拍了一下她的手背，说："别谢了，我是医生，这都是我应该做的呀。"

几天后，恢复良好的岚岚要出院了。出院之前，岚岚的家属抱着婴儿来到手术室门口，送来了精心制作的锦旗，特意把我的名字写在了最前面。这面突如其来的锦旗，犹如一阵和煦的春风迎面吹来，温暖了我的心窝。病人的鼓励与鞭策，激励着我要为德江妇幼保健事业的持续进步，发挥更多的智慧和才干！

都说三月是播种梦想、挥洒希望的季节，原来三月也可以像金秋一样，收获幸福、收藏欣喜！

（麻醉科　张霞）

她的等待是一份理解，更是一种奉献

春节是中国最隆重盛大的传统节日。往年的春节活动丰富多彩，热闹喜庆，年味浓郁。我们走亲访友、吃年夜饭、贴对联，在每一项活动中享受亲人团聚的快乐，一起迎接新一年的到来。可是今年，一个新的名词突然出现在大众的视野——新型冠状病毒。

随着疫情的控制，我院口腔门诊的诊疗项目陆续开放，继续竭诚为受到牙病困扰的患者服务。

四月的一天，天气晴朗，春风荡漾。我正在口腔门诊上白班，忽然听到了一位老者的声音。抬起头来一看，见走进来的是一位耄耋之年的老阿婆，穿着朴素而整洁的服装，满脸祥和。

老阿婆是我的一位老患者，姓孙，我叫她孙阿姨。这几年因为牙齿问题，孙阿姨经常来医院找我看牙，印象中有好久没看到她了。果然，她看见我开口说的第一句话就是："崔医生，你好，好久没看到你啦。"

我对她点点头，向她问好，让她先在一旁坐下来，待我看完手头的病人后，开始为她诊疗。

询问中得知，孙阿姨全口假牙在年前就坏了，没法吃饭，只能吃些软食或流质食物。因为新型冠状病毒疫情，口腔科都停诊了，只看急诊，于是她吃了很长一段时间的稀饭，等口腔科恢复普通门诊后，才来医院看牙。

"孙阿姨啊，这段时间委屈你了，其实你可以来找我的呀，我可以抽空帮你处理牙齿的。"

"崔医生啊，真是谢谢你了，可是我不能这样做啊！"

孙阿姨继续说："今年的新型冠状病毒疫情来得突然，辛苦你们医务人员了。这几个月，我一直关注着疫情的变化。当我在电视上看到你们医生护士那一双双坚定的眼睛、一张张年轻的脸庞出现在疫情最严重的武汉时，心里特别激动。这些奋战在一线的医务人员来自全国各地，有的是纵横医学界多年的知名前辈，有的是年轻有为的小医生、小护士。这些人是母亲、是父亲、是丈夫、是妻子、是孩子，在病毒肆虐之际抛下了自己的亲人，响应国家的号召，听从内心信念与责任的呼唤，义无反顾地冲向疫情最严重的地方，来到了患者的面前，为患者治疗，给患者以温暖的关怀。是像你们这些最美'逆行者'用单薄的臂膀编织了一张阻挡新型冠状病毒疫情的大网，你们是新时代最可爱的人啊！我的牙病可以等，但是疫情不能等，所以在疫情期间，不管我的牙病多么严重，我也不能来麻烦你们。"

孙阿姨的一席话，像一股暖流霎时流遍了我的全身，她的无私等待是对我们的一份理解，更是一种奉献，作为一名医务工作者，我非常感谢孙阿姨，感谢她这么理解我们。

"孙阿姨，您这么理解我们，又克服困难默默地等待，真的太令我感动了。作为医务人员，当新型冠状病毒疫情出现、群众的身体健康受到威胁时，义务反顾地冲向疫情第一线，全心全意为病人服务，不顾一切去保护群众的安全，这是我们的职业所赋予我们的神圣使命，对于我们来说，这些都是应该的呀！"

我说这话的时候，正在给孙阿姨检查牙齿，她想说话却没法说，但从她的眼神可以看出，她对我们医务人员充满了敬佩和感激之情。

查完孙阿姨的牙后，我靠着她的耳边柔声说："孙阿姨，您的牙我已经全部检查过了，我一定帮您量身定制做一副好用的假牙，让您笑口常开，吃嘛嘛香，身体棒棒的。谢谢您对我们工作的理解和支持哦！"

看着孙阿姨脸上绽放的笑容，我的耳边响起了"健康所系，性命相托"这句简短而又掷地有声的医学生誓言。

作为医生，治病救人本来就是我的职责，虽然日日忙碌，每天辛苦接待几十甚至上百的病人，但我从来不说累、不言苦，并不是因为劳累本身并不存在，而是每当为病人解决问题后，他们的康复，他们对我的一声"谢谢"，会令我无比开心。加上病人的理解、支持和鼓励，我就有了更大的动力，信心满怀地干好自己的事业！

（口腔科　崔崇富）

有一种痛，叫患者在经历，而你却浑然不知

在临床的时间越长，越觉得普罗大众对健康专业知识的匮乏。每天接诊的很多状况，都是始于小问题的毫无认知和疏于管理，最后导致了多次复诊和可观的费用。因此，就萌生了带领科室同行一起做健康科普的念头。

大家一起动手，速度比较快。六个月后，一本涉及口腔六大专科共 188 个科普内容的初稿整理完毕，再经过后期的配图、校对、排版与区科协的帮助，又过了三个月，这本《口腔健康，从"齿"开始》共 11 万字的科普书籍就由苏州大学出版社正式出版了。大家都很开心，觉得自己不再仅仅是一名"临床治疗"医生，而今又多了一份"疾病预防"的责任！

接下来，就是带着这些书，主动联系各个单位、银行、机关的工会组织，提供免费的上门科普讲座。好在大家都很愿意做这件事，电话打出去总是不落空，并且讲座之后总是能加一大堆的微信好友。之后，就是为参加讲座人员提出口腔治疗的需求想办法，把每一个门诊都安排得满满当当，拖班和加班成了常态，自己辛苦了很多。但是能够使大家增强口腔健康观念，提升自我口腔保健、治疗的意识，我还是非常愿意坚持下去！

一天，快下班了，我的微信跳出了一则消息，原来是讲座时加的微信好友为她 20 多岁的儿子预约拔除阻生齿。在告知名字后，我在系统里调出了当初拍摄的 CT 片。情况不太好，阻生齿位置很低，大部分埋伏在牙槽骨中，并且倾斜明显，和前面邻牙靠得很紧，两个牙根发育得很好，与局部的神经管的距离也很小。综合评估下来：牙齿很牢固，拔除有风险！

　　我清楚地知道整个手术过程中的几个关键点，只要处理好这些，就能做到化繁为简、风险可控。虽然如此，还是不能掉以轻心。仔细看完 CT 片，根据门诊预约情况，拟定了手术时间，连同手术前相关注意事项一起编辑了微信内容发给那位妈妈，并嘱咐她：手术有一定的难度和风险，但请放心！

　　几天后，在预约的时间段内，妈妈因为时间上无法安排，孩子一个人来到我的诊室，是一个很清秀的小伙子。手术前我将 CT 片的情况又做了一遍讲解，同时还交代了术后大致注意事项。看得出来，小伙子对整个情况还是比较清楚的，我也觉得术前的充分沟通是完美结局的良好开始。助手将器械全部准备停当，我进行了常规麻醉，很快，口角、嘴唇、半侧舌头都开始麻木，显示麻醉已经达到效果。接下来按照流程，切开、翻瓣、去骨、劈冠、去除阻力、增加间隙、挺松，最后顺利拔除。整个过程，为了减少小伙子的不适感，我都尽可能减少创伤，同时也特意避免在更换金属器械时发生碰撞，以免发出的声音引起他的紧张。小伙子全程都很配合，没有什么异常。我靠着他，能感觉到他全身肌肉有些紧绷，眉头有时也紧锁。

"每个拔牙的人，都会紧张的。"我当时这样想。

为了减少术后出血和感染，我给他仔细缝合了伤口，最后还用湿润的纱布擦去他嘴角的血迹，我不希望我的患者嘴角带着血迹走出我的诊室。中午时分，我抽了个空，把早上手术大致情况和注意事项微信告诉了小伙子的妈妈，想来她也一早上担心着吧！

24 小时内，我通常都会对之前治疗的患者进行一个回访，所以第二天早上，我又给小伙的妈妈发了则简短的消息："你好，今天情况怎么样啊？"半个小时后，她给我回了一段语音："我昨天下班回去，他反正是还睡着，说是比较痛，然后他说拔的时候好像麻药还没起作用，所以痛得很，今天早上我看还好，应该没问题！"

听完这段语音，我一下惊了！立刻转为文字，反复看了几遍，难道昨天小伙子全程在疼痛的情况下坚持到最后？一般患者治疗中疼痛都是马上告诉医生，怎么会有一直忍住疼痛的傻孩子？疼为什么不告诉我？虽然有极少数人在麻醉效果到位的情况下手术依旧会有疼痛，但是我们还是有很多办法来处理，怎么会强忍着不告诉医生？真是一个笨小孩！

我立刻又想到，这是多么好的一个患者啊！因为信任我，所以全程配合我，即使疼痛也一直张大嘴保持不动，就是为了不影响我的操作！他全程紧绷着，眉头也皱着，不就是在忍着疼么！知道有偶发麻醉到位但手术依旧疼痛的情况，手术过程中怎么就不能再问问他？这次手术不知道会给他留下什么样的心理阴影，他还有勇气拔除对侧阻生齿吗？

我一时心如乱麻，愧疚不已！

正想着这些，他妈妈又发来了第二段语音："他小时候就比较吃痛，就是回来之后就不行了，蔫了。现在没问题了！别担心！"

由于我的疏忽，我让我的患者在疼痛中经历了整个手术，反过来家属却安慰我，让我不用担心！

那个早上，我沮丧到了极点，深深地感受着自负带来的愧疚感！

现在我对所有需要麻醉操作的患者在治疗过程中都会反复加以确认，既是为了避免解剖变异带来麻醉效果不佳的情况，也为了防止患者出于信任而全力配合、忍受疼痛的情况再次发生。也许，我们的确做了很多，但相对于要让患者在治疗过程中感受到医学温暖，还有更多的事情可以做。

有一种痛，叫患者在经历，而你却浑然不知。信任如山！为医者，永远不能自负或自傲，唯有一直保持战战兢兢、如临深渊、如履薄冰的慎独状态，才是一个医者应该具有和保持的品性与素质！

（口腔科　吴桢）

我们是一家人

如今报考志愿，选择医学院校的人越来越少了。原因是医生是高风险的职业，收入低，考试多，职称晋级难度大，工作压力高，出成绩太难。

可我说，我选择了医生这个职业，无怨无悔。

前几日，诊室里来了一位 78 岁的老年男性病人，因"头痛、头晕反复数年"要求检查颅脑血管超声（TCD）。安排老人躺到床上，我习惯性地详细询问病史，得知老人是离休干部，数年来反复头痛、头晕，近几日加重，住到了我院神经内科的病房里，想全面检查一下身体，明确病因。

老人平素没有高血压、心脏病、糖尿病等慢性疾病史，平时喜欢运动，虽然年龄大了，但是每天还保持运动半小时以上，因此精神矍铄，耳不聋眼不花，看上去比同龄人至少要年轻十岁。

询问病史的过程中，老人很健谈，他说："医生，我虽然年纪大了，但是我要有品质的生活。"他的话令我很受触动。

了解了他的大致情况后，我让他平躺在诊床上，开始检查起来。颈部血管检查比较顺利，但由于是老年人，颞窗不好，颅内血管却怎么也找不到。十多分钟过去了，外面还有那么多病人在等着，我未免有点着急了，握着探头的手已满是汗水。

我让小赖把窗户打开，凉爽的空气吹进来，我顿时感到神清气爽，重新调整了一下自己，给自己加油，慢慢来，别急！

时间在一分一秒地过去，突然，屏幕上隐隐约约出现了频谱的影子，或隐或现。我全神贯注，一刻不敢松懈，微调探头，一点点地调整角度，频谱越来越清晰，我觉得今天的血流频谱异常漂亮，握着探头的手一动不敢动，生怕血管跑掉，同时嘱咐老人千万不能动。

功夫不负有心人，两侧的血管全都找到了，而且发现两侧的大脑中动脉都有不同程度的狭窄，左侧椎动脉还存在隐性"盗血"。

找到了"罪犯"血管，我高兴得差点笑出声来，满满的成就感。由于长时间紧紧地握着探头，手有些微微颤抖。我如释重负地站了起来，直直腰，甩甩手，告诉老人："老人家，你头痛头晕的病因找到了。"

老人起床后，紧紧拉着我的手说："医生，谢谢你，你给我检查了这么长时间，累坏了，汗都出来了，你们医院的医生真好，真负责。"

我笑着说："不用谢，这是我们医生应该做的。"

我把报告单放到老人手中，老人多次问我的名字，说以后复查还找我。我告诉他，我姓董，老人一听就乐了，说："我也姓董，巧了，我们是一家子。"

我说："是的，我们是一家人。"

送走了老人，我还沉浸在喜悦中，后面的工作开展得异常顺利。

"主任，你今天怎么这么高兴，满面红光的？"科室同事打趣道，我冲她们笑笑。

由于重感冒没有胃口，我几天没有好好吃东西了。下班回到家我对爱人说："我想吃点好吃的，快点做哦。"说完，竟不知不觉地哼起了小曲。

爱人见状，笑着问："有什么好事？高兴得像个孩子似的，看来感冒好了，想吃东西了，夫人稍等，美食马上好！"

是啊，工作中的快乐是无法言表的，是发自内心的。

我想，每位病人都是在万不得已的情况下才来医院的，如果我们医务人员能把他们当朋友，当亲人，急他们所急，想他们所想，用心工作，全力以赴地投入，一定能帮助他们解决很多问题。如果再能耐心地倾听一下他们的心声，说上几句宽慰的话，拉一拉他们的手，就更会好上加好了。

其实病人要求的并不多，一个笑脸，一句暖心的话，一次握手，一声问候，一个拥抱，往往就能让他们心满意足。

冰冷的"白色圣殿"，如果注入"理解""倾听""共情""尊重"，就会变成温暖的"天堂"。

（心电功能科　董国英）

149

泪水从他的眼角流下，我知道他的苦与痛

今年春节比以往清净了许多，也变得不同寻常，除了阴雨连绵的天气，还有大家闻之色变的新型冠状病毒。由于传播速度超过了我们的预期，苏州也启动了各种应急预案，春节期间的各种庆祝活动也取消了。看着网上报道不同省市的医疗队已经驰援武汉，或已整装待发准备进入抗击病毒的最前线，江苏的医疗队也已经准备就绪，各地的医疗工作者踊跃报名，报名人数远远超过医疗队所需要的人数，据说医疗队中最年轻的队员只有 22 岁。

除夕夜的子时，我躺在床上感慨万千，久久不能入睡。没有跨年的喜悦，没有迎接新年的激动，有的只是对已经到达抗击新型冠状病毒第一线或者即将奔赴战场的勇士们的钦佩和崇拜。

他们在新春佳节之际，舍弃妻儿，放弃和家人团聚的机会，奔赴前线，在保卫武汉的同时，也在保卫着身后的我们。在祖国需要的时候，没有犹豫，在人民需要的时候，没有犹豫。这就是我们的白衣天使，我们的健康守护神！

我也是一名医务工作者，是一名医生。十七年前非典的时候，我还是一名高三学生，每天埋首书斋，没有完全了解当时的紧张氛围和严峻程度，但是通过有限的信息，却坚定了我的梦想，毅

然决定报考医学院校，希望能够成为治病救人的一员。

十七年后的今天，作为一名医生，我已经工作超过十年，作为放射科的一名医生，虽然不能奔赴第一线，但是我坚守在自己的工作岗位上，奉献着自己的力量。因为我们在踏入神圣的医学学府的时候，都曾经以希波克拉底誓言庄严宣誓。我想现在的每一名医生都会像我一样，想对着陷入恐慌的民众说一句：你们的健康由我们守护，大家众志成城，一定能够打赢这场没有硝烟的战争。

是的，你们的健康由我们来守护，同时也需要你们的配合，因为我们是最亲密的战友，只有相互配合、共同努力，才能战胜病魔。此时此刻，过往治疗过的病人的一幕幕在脑海中飘过，而老金是印象最深的那一个。

第一次见到老金是晚上的急会诊，我赶到病房的时候，他刚从外面转过来，蜷缩在病床上，不停地呻吟着，裸露在外面的皮肤在灯光的衬托下泛着黄色的光芒，眼睛有气无力地眨着。家属说老金前几天在上海的医院放了胆道外引流管，这两天突然开始发热，身上又黄了起来，而且腹痛难忍。

我立刻解开老金腹部的固定绑带，查看了外引流管，发现引流管已经完全脱落了，导致肝内胆管胆汁淤积，发热、腹痛、皮肤黄染的症状就随之出现了。我详细询问了病情，原来老金几个月前查出了十二指肠肿瘤，因为侵犯了周围的器官只能做姑息手术，后续再进行药物化疗，一段时间后病灶进展压迫胆总管，导致出现黄疸，只能对症进行胆道外引流。

看着蜷缩在病床上的老金，但见他眉头紧锁，豆大的汗珠不停地流下来，打湿了胸前的衣襟。旁边，老金的爱人心疼地帮他擦着汗。我想，老金真是一个可怜的男人，这个家庭也许会随着他的病情进展而陷入困境。

老金疼痛的呻吟打断了我的思考，便赶紧帮他做了相关的检查，进行了对症治疗。我给他联系了上级医院的专家，第二天一早就帮他重新放置了外引流管。手术很顺利，随着淤积胆汁的排出，老金的症状明显好转，体温也慢慢正常了，皮肤的黄染也减轻了许多，老金开始活跃了不少，说话也变得铿锵有力了。老金爱人脸上的笑容也多了，虽然她知道老金的绝症并不会因为症状的好转而治好，但她依然将笑容呈现在老金面前。

老金偷偷地对我说，他已经知道了自己的病情，只是希望能在有限的时间内好好陪陪自己的老婆和女儿，用乐观精神对抗疾病，看女儿结婚成家。说完，他咧着嘴憨憨地笑了起来。他的乐观精神深深地感染了我，我在心里对自己说，要尽全力和他一道守护他最重要的东西——健康！

经过几天的对症治疗，老金能够下床活动，慢慢可以在病房的走廊里散步，碰到护士总要停下来打个招呼。每天下午老金走廊里的散步成了病房里的一道特殊风景。很快半年时间过去了，期间老金因为引流管堵塞换过一次引流管，其他一切都在向好的方向发展，在化疗药物的作用下，老金的病灶也控制得很好。

有一天，老金突然把我叫到他的病床前，我看他不苟言笑地躺在床上，他的爱人也没有了以往的笑容。我以为他有什么不舒服，检查了一遍，没发现什么问题。老金看着我忙碌了一天，慢悠悠地说自己没啥不好，只是每天引流管上接了一个引流袋挂在身上，成了一个"挂袋人"，女儿快要结婚了，日期也快要订了，挂着袋子上婚庆台实在不好看。

老金说出缘由以后，我明白了一切，我深深地理解他。确实，挂着引流袋给老金的生活带来了很多不便，平时还好，但在女儿结婚的时候挂着袋子上婚庆台，确实会给他带来很大的压力。老金用恳求的眼神看着我说："朱医生，你以前对我说过的胆道支架的事情，你看看我现在能不能尝试一下？"

原来，老金惦记着这个事。是的，刚开始我向他说过，如果身体条件允许，肿瘤控制稳定的话，可以考虑打通堵塞的胆总管并放置支架，效果好的话可以撤掉外引流管，这样身上就不用挂引流袋了。看着老金殷切的眼神，我说我来咨询一下专家，条件可以的话一定努力尝试一下。听我这么说，老金夫妇的脸上立即露出了孩子般的笑容，笑容里透着自豪和对女儿幸福的向往。

很快，在上级医院专家的指导下，我帮老金订制了支架，并且成功放置。鉴于老金的病情，暂时保留外引流管。术后复查支架通畅，暂时夹闭外引流管，一切都向着美好的方向发展，而老金也仿佛看到了自己站上女儿婚礼舞台的那一刻。

老金的病情控制得很好，也暂时摆脱了挂袋人的尴尬，他和爱人脸上的笑容越来越多，整个人比以前看上去精神了很多，病房里和走廊上经常充斥着他爽朗的笑声。然而，美好竟是短暂的，几个月后，我在夜班中接到病房的电话，老金突然感到上腹部疼痛，几次血常规检查血红蛋白也在持续下降，情况紧急！后半夜，我帮他联系了上级医院转院，通过上级医院经介入手术发现十二指肠动脉分支动脉瘤破裂出血，经过全力抢救，老金终于转危为安。几天后待病情稳定，老金又转回我们医院治疗了。

经过这一番折腾，老金明显消瘦了很多，没有了往日的光彩，笑容和言语也少了许多，不过眼神里的坚强和对生活的向往却不曾改变。不幸的是，一段时间以后，因为病灶的进展，胆总管内的支架开始狭窄，慢慢闭塞，老金再次成了"挂袋人"。因为胆汁引流不顺畅导致反复发热、感染、疼痛，更是把老金折磨得痛不欲生，只能整日蜷缩在床上，望着窗外发呆。我不知道他在想什么，也许是怀念之前那一段病情稳定的美好时光，也许还在想自己能够像健康人一样站在女儿的婚礼舞台上，也许是担心老伴之后的生活……我只看到两行浑浊的泪水从他的眼角慢慢流下来。

老金的病情日益恶化，老金的爱人与女儿商量后，决定带老金回家，希望他能在家里、在亲人的陪伴下走完人生的最后一程。老金在距离 2020 年春节还有十天的时候自动出院了，虽然他神志已经开始有点不清，但他的眼神里依然充满了向往。我知道他肯定不愿放弃，也不甘心放弃。我不知道他能不能安然度过这个春节，能不能看到新年的阳光。我只希望，老金的奇迹能出现在新年明媚的阳光里。

（放射科　朱辉）

给心灵加温，为梦想助航

小时候，每个人都有自己童真的梦想，我的儿时梦想是当一名医生，因为我们村里唯一的医生是大家心中神一般的人物，全村人都非常尊敬他、信任他，而我也梦想成为他那样的人。

怀揣梦想，努力学习，我真的考上了医学院，在"健康所系、性命相托"誓言的引领下，认真读完了几麻袋的医书，度过了充实的五年大学时光。当年那个懵懂的少年，而今已经成为吴中人民医院一名充满朝气的放射科医生。

一踏上临床工作岗位，我马上意识到自己的知识离更好地为病人服务这个目标还远着哩。为此，我又去报考了在职硕士研究生，在"博极医源、精勤不倦"信念的支撑下，顺利完成学业，获得了硕士学位，夯实了自己的理论基础。

在影像诊断岗位上，一位放射科医生平均每天要诊断 100 个病人，而一个 CT/MRI 病人所拍摄的图片平均有 500 幅，也就是说每天要从 50000 幅图片中发现异常情况，没有一双"火眼金睛"根本就不能胜任。为了成为一名技术一流的放射科医生，我详细阅读每一个病人申请单上的临床资料，认真分析每一幅图像，及时发现每一个细小的病变，十多年间阅片水平有了极大的提高，这一份认真收获了成长，也收获了荣誉。

2018年，我院放射科和上海新华医院放射科合作，我因此获得了去上海新华医院放射科学习的机会，跟随有着"东方神眼"之称的李惠民教授上肺结节特需门诊，每天学习接诊病人、肺结节靶扫描及后处理技术。李惠民教授的博学睿智让我佩服万分，高端的肺结节辅助诊断系统也让我大开眼界，但最触动我心灵的是李惠民教授在每次诊断后都会与患者做一次沟通，用通俗的语言或画图的方式给患者做解释，如此专业化的技术经过李惠民教授接地气的解释，患者立即就听懂了，对自己的疾病也有了一个正确的认识。每当患者向李惠民教授报以由衷的感谢时，一旁的我能够强烈地感受到他们之间那种暖心的情感互动，也让我的心变得炙热，充满激情。

跟随李惠民教授学习期间，经常听他说的一句话是："一个人，如果心灵有温度，他的服务就会产生温度。"回想以前的自己，与患者的接触比较少，接待患者摄片检查的工作由技师完成，影像图像传到系统后，对着显示屏看图说话、完成报告即可，基本上就不接触病人了。有几次我偶然发现患者在看我写的诊断报告时，脸上显得很茫然，完全是不知所措的样子，其实有些问题是很小很小的，只要稍加解释，就可以完全消除患者的顾虑，而在这方面我几乎什么也没有做。想起李惠民教授说的话，看来仅仅阅片技术好是远远不够的，还应该给自己的心灵"加加温"，让医学的人文情怀充溢自己的胸间。

虽然我院没有开设影像门诊，但从上海新华医院学习回来后，对于一些可能会引起歧义的报告，我都会主动找机会与患者沟通，向他们耐心解释清楚，及时消除他们心中的疑虑，效果很不错。有患者前来请教，我也都热情接待，耐心地给予解答。

有一次夜班，是后半夜了，"咚咚咚"响起了急促的敲门声。我迅速起床打开门一看，是上半夜做 CT 检查的一个小伙子，拿着报告单站在门前欲言又止。我对他微微一笑，主动对他说："你好，是不是想了解一下诊断报告单的情况？"

"是的，实在不好意思，打扰您休息了。"他满含歉意地说。

"没事的，请说。"

"我是上半夜做的 CT 检查，诊断报告上说我的肺里有一个磨玻璃结节，要定期随访。拿到报告后，我百度了一下，好像很严重，有可能是肺癌，我好害怕，惊魂不定的，实在熬不下去了，便来敲了您的门，请一定谅解哦。"

这个小伙子是个发热病人，上半夜来看急诊，CT 检查结果是肺炎，同时发现肺内有一个磨玻璃结节，3～4 mm，急诊医生给他开了药，他在挂水的时候上百度查询，一查吓一跳，心里害怕死了。挂完水后，他想去问急诊医生，但急诊病人很多，急诊医生一直在忙，他于焦躁之中来到放射科，按响了 CT 急诊检查的门铃。

我非常理解小伙子此刻的心情，一点也不怪他半夜三更来敲我的门。我又仔细看了他的胸部 CT 片，分析了他的肺磨玻璃小结节，通俗易懂地向他做了讲解，告诉他小于 5 mm 的肺小结节不用过分担心，每年做一次胸部 CT 随访就可以了。听了我的解答后，小伙子安定了许多，不再焦虑，脸上露出了笑容，点头向我致谢后，开心地走了。

另一次上夜班，病人很多，一个接着一个。忙碌中，急诊护工急匆匆地推着转运车来到了放射科，转运车上躺着一个蜷缩着身子的老大爷，只见他捂着肚子，面部表情很痛苦。转运车后面跟着一位步履蹒跚的老奶奶，弓着腰，手里拿着 CT 检查申请单。

见此情景，我赶紧上前一步，搀扶老奶奶去划价交费。令我意外的是，划好价的那一刻，老奶奶竟然呆立在了那里，并且向我发问："医生，这个 CT 检查费太贵了，我们没有这个钱，能不做 CT 检查直接用药吗？"

我看着躺在转运车上的老大爷，他很消瘦，穿得很多，衣服很旧。我认真查看了老大爷的临床体征：板状腹，全腹有压痛、反跳痛、肌紧张。结合老大爷长年胃病史，我怀疑老大爷是急性消化道穿孔，但要确诊还是要做放射学检查的。

这时候，老奶奶无奈地摇着头，和急诊护工一起拖着转运车要往回走了。她交不起 CT 检查费用，这一幕看得我鼻子酸酸的。难过中，我突然想起以前消化道穿孔都是用腹部立位平片来诊断的，只是后来有了 CT 检查后，大家就习惯做 CT 检查了，而我完全可以通过做腹部立位平片对老大爷进行诊断啊！

想到这里，我立刻喊住了老奶奶："老奶奶，您稍等，我来打电话和急诊医生沟通一下，看看可不可以不做 CT 检查而拍一个腹部立位平片，这个平片也可以做出诊断，而且这个检查比做 CT 要便宜许多，只要几十块钱，您看可以吗？"

老奶奶一听，立即停住了脚步，感激地点了点头。我赶紧回到办公室，拨通了急诊医生的电话，和他说明了大概情况。征得同意后，以最快的速度为老大爷完成了检查。腹部立位平片显示老大爷膈面下方有大量游离气体，确诊是消化道穿孔。我迅速打印好胶片和报告单递给老奶奶，简单向老奶奶说了一下病情，让她心中先有个准备。

　　老奶奶用感激的目光看着我，用她那本已驼背的身体向我鞠了一躬。我心中一暖，立刻上前扶住她。目送着急诊护工推着转运车上的老大爷以及老奶奶离去的身影，我的心中感慨不已。

　　"2013感动中国"十大人物段爱平曾说："把自己的心一点一点地掏出去，群众会一点一点地还回来。"医疗，不也是如此吗？给自己的心灵加温，做一个有爱心的医生，以此去温暖患者的心灵，这不正是医者最初的梦想吗？

（放射科　顾伟光）

病人牵动我的心

　　和往常一样的工作中，在一上午的检查即将结束的时候，超声检查室进来了一位特殊的病人，是一个三十六七岁的女性，尽管面容中带着一种说不出的冷，但我依然很热情地和她打招呼。

　　看了检查申请单上她的姓名，我对她说："赵燕，你脱了外衣躺到检查床上，我是李医生，我来给你做乳腺超声检查。"

　　她冷冷地在检查床上躺下了，我开始给她做检查。在检查的过程中，我询问她的病史，想了解更多的情况，可是她就是一字不说。起初我以为她是听不清，便把声音放大了些，谁知她竟很生气地说："检查就检查，哪那么多废话！"

　　我一听这口气，知道她此刻的情绪很差，便立刻停止了询问。在检查左乳的时候，我发现了一个肿块，是乳腺癌。检查结束时，我小心翼翼地试着对她说："赵燕，你的左乳上有一个肿块，看上去不太好，你要及时开掉它。你拿了超声报告后，马上到乳腺外科去给医生看。"

　　然而，她依然一脸冰冷，似乎什么也没有听见，穿上衣服就要推门出去。我赶紧叫住了她，再一次关照她，可她依然冷冷的，没有任何表情。

此时，我心里替她着急，同时分析：她是面部肌肉僵硬表达不出来？是有什么事情让她决定放弃自己了？或者精神有问题？

我不甘心，要对她负责。于是，小心地问她要手机号码："赵燕，你能把手机号码留给我吗？我们以后可以多联系，我也可以对你进行随访。"

谁知话音刚落，她立即大声吼道："你怎么这么烦，有完没完，我为什么要告诉你手机号码！"说完，使劲打开门走了出去。

看着她匆匆走出去的背影，我愈发感到事态的严重，下决心要和她沟通好，让她知道乳腺肿块的严重性，立即去做手术。

我走出检查室，来到取报告处，果见她正站在那儿无声地抽泣着。我走上前轻轻拍了下她的背，对她说："赵燕，你先别急，需要帮助的话尽管对我说。"她也不接我的话茬，拿起报告单头也不回地走了。

中午，我的心里一直不踏实，也没有心思午休了，便随手打开我们的超声系统，在里面竟然查到了她的手机号码，十分欣喜，因为终于可以联系上她了。考虑到她的情绪，我没有立刻打她的手机。

下午，我问了乳腺外科医生，赵燕拿了超声报告后有没有去咨询，乳腺外科医生说开了超声检查申请单后就再没有见过她。

整个下午，我的心中都在想着她。下班后回到家，吃过晚饭，我拨通了她的手机，告诉她我是谁，又对她说："赵燕，你要马上去找乳腺外科医生看，要尽早手术。"

她回答我说："手术不手术都已经不重要了，反正我已经一

161

无所有了。"

我一听，事情不妙，这是对所有事物绝望，想放弃自己的架势啊！我连忙说："赵燕，你听着，无论发生什么事情，一定要保重身体！"

没等我继续往下说，她挂断了手机，我耳中听到的只有嘟嘟的声音了。过了十几分钟，我又试着打了一下，她不再接了。我心里焦急，但一时也没有什么好办法。

第二天上班，又是忙碌的一上午，中午吃好午饭，我始终不能放心，再一次拨打了她的手机。令人欣慰的是，这次她接了，而且没等我说话，她就先说了，话语中流露出无比的伤心。

"我现在什么都没有了，我丈夫和我离婚了，孩子归他。李医生，我知道你是为了我好，我那样对你是不对的，对不起了。李医生，你也有你的事情，你忙你的吧，不要再给我打电话了，那是浪费你的时间，就让我自生自灭吧！"

此时手机里传来的全是哭声，我不知道如何劝说才能让她面对眼前的一切，但我找到了原因，也算是找到了突破口。听她说完一切事情后，我便不停地安慰她，让她多想想孩子，劝她马上去看医生，去手术。最后，她答应了，并对我说"谢谢你"。

过了一周，我又打电话给她，从通话中得知她已经回了老家，并在老家的医院里住院了，目前正在做术前各项检查，检查结果出来后就要手术了。我让她安心住院，安心接受手术治疗，争取早日康复。

至此，对她我放心了一些。此后又通了几次电话，她在老家手术很成功，并开始做化疗了。这时，我才对她彻底放了心。

半年后的一天中午，我在办公室准备午休了，她突然进来了，一时间我有些认不出她了。她叫我"李医生"，向我说了她后来的治疗情况。我看到她的头发因为化疗已经掉光了，但她的脸上多了一样最宝贵的东西——笑容。

我拉她坐到我的身边，和她聊了起来，知道她已经从伤心中走了出来，积极地去治病。看到她很阳光的样子，我非常高兴。中午时间很短，很快就到下午上班的时间了，她起身和我告别，迈着轻盈的脚步出去了。

此后，她时不时主动打电话问候我，和我说说她现在的情况，说着说着会爽朗地笑出声来。她的朗朗笑声，在我听来是那么好听，那么令人感动，那么抚慰我心。

（超声科　李鑫欣）

医生的责任与使命

2019 年的岁末，如同往常上班一样，我有序地呼叫着病人，在五号诊室熟练地操作着超声机，认真给每一位患者做检查，和报告员配合着把报告一份份打出来。

检查完一个病人，出好报告后，我对报告员说："叫下一个病人吧。"

外面候诊台的喇叭里传来了柔和的声音："刘宇虎，请到超声五室做检查。"

门开了，进来了一个脸色有点发黑的男人，40 来岁的样子，给我的感觉是黑得有一丝特别，人看上去还有些疲惫，但一时又说不出特别在哪里。

我接过他手上的排号单子，常规核对了一下他的姓名："你好，你是刘宇虎，对吧？"

"是的。"他答道。

我让刘宇虎在检查床上躺好，仔细看了一下电脑上的电子申请单，上面没有什么特别的病史和特别的体征，申请的检查项目是肝胆胰脾。

于是，我按照申请项目开始给刘宇虎做检查，边查边问："刘宇虎，你为什么来医院做超声检查？是有什么不舒服吗？"

刘宇虎说："也没什么特别的不舒服，就是这里有点儿痛。"说话的时候，他的手就指向了右上腹。

"这里有点儿痛啊，好的，我知道了，我给你仔细查一下。"

我边说边想，这个部位要么是肝脏，要么就是胆囊，我得好好看一下肝胆是否有什么异常。然而，查过肝胆后却未发现有什么异常。虽然申请单上没有肾脏，但我认为患者说右上腹有点儿痛，而肝胆检查又排除了病变，那么我应该再给他看一下肾脏。

我又仔细给他查了右肾，又仔细看了胰腺，还是没有什么异常发现。

"也许是我想多了，可能就是一个神经痛或者其他什么无关紧要的情况吧。"我想。

随后，我让刘宇虎右侧卧位，给他仔细检查了脾脏，也很正常。我想，右肾已经查过了，现在该对比着看一下左肾了。

探头放到左肾的位置，仔细一检查，发现左肾中上部有不大的一个低回声，里面有少许血流信号。

"左肾有病变，难道是一个占位？"直觉这样对我说。虽然申请项目里没有肾脏，但被我扩大检查范围发现了。于是，我又对低回声区进行反复查看，感觉是肿瘤，不过由于发现得早，应该还在早期。我对自己扩大检查范围，为患者发现了早期肿瘤而感到欣慰。要是没有扩大检查范围，左肾病变就不会发现，如果耽搁上几个月，后果不堪设想。

做完检查后，我问刘宇虎："你最近有过血尿吗？"

"没有，小便一直很正常。"

听后，我心里稍微安定了一点，还有没有血尿，如果真是肾癌的话，还是早期，手术效果是好的。

"刘宇虎，我和你说一下哦，检查下来发现你的左肾上有一个低回声，应该是长了一个东西了。"

刘宇虎一听，定睛看着我，不安地问道："啊，是左肾上长东西了呀，要紧吗？"

"从超声检查看，左肾上有一个小肿块，或许是良性的，也可能是恶性的。"

"啊？！"看得出来此刻他非常惊愕。

"你先别急，我把检查情况详细写在报告上，建议你再做个增强 CT 检查，就是那种打药水的 CT 检查，可以明确小肿块的性质。"

从刘宇虎十分紧张的眼神中，我知道刚刚发现的这个左肾肿块对他来说十分突然，我不想让他太过紧张，安慰他道："你别太紧张哦，快拿着报告单去给临床医生看，然后去约增强 CT 检查。如果查出来万一是恶性的，也是早期，做个手术就没有什么大问题了。"

"好的，我明白了，谢谢医生。" 刘宇虎向我谢道。

"对了，我把手机号给你，你也把你的手机号给我，我姓杜，我们保持联系，有什么疑问你可以随时打我手机。"

我们互相交换手机号后，刘宇虎又对我说了几声"谢谢"，明显能够感觉到他的紧张和对我的信任。

刘宇虎走后，我开始给后面的病人做检查。就在我做第二个病人的时候，响起了敲门音，我本能地说："里面在检查，请在门口等一下。"

检查完这个病人之后，看见进来的是刘宇虎，我有些疑惑。

"杜医生，这个增强 CT 一定要做吗？这个费用还不便宜呢。"

原来，他是因为增强 CT 费用较大而来找我的，可见他家的经济状况可能不会很好，我听后有点心酸。我很同情他，但还是告诉他这个检查是必须做的。

"是的，这个增强 CT 有点贵，但这个检查是一定要做的，因为只有做了才能明确诊断，确定接下来该怎么办。"我说。

"一定要做的，好的，我听你的。杜医生，我需要到大医院去做吗？"他说。

刚才临床医生给你开了 CT 检查单吧，你去放射科预约了吗？"我问。

"约了，明天早上做。"

"那好啊，明天早上就可以做了。如果你想去大医院做的话，会约很长时间的，我的建议是你尽快做检查，尽早明确诊断。"

"好的，那我就明天在这里做吧，谢谢杜医生。"说完，刘宇虎就出去了。

第二天，结束了一上午的忙碌后，来不及吃饭，我先在医生工作站的 PACS 系统（即图像传输系统）搜索刘宇虎的结果，跳出来的报告单上写着："左肾占位，考虑肾癌伴肾周淋巴结转移。"

啊，刘宇虎刚人到中年，正是家里的顶梁柱，这个结果不知道他接受得了吗？

当天晚上，我打通了刘宇虎的电话，电话那头他告诉我说，医生让他马上做手术，他下午已经去了苏大附一院，泌尿外科医生看过后立即收他住院了，近日就将手术。

我听后安慰了他几句，要他好好住院手术，配合医生的治疗，祝他早日康复。

转眼到了2020年的年初，在我上新年第二个夜班的时候，刘宇虎给我打来了电话，他在电话里说："杜医生，我是肾癌早期，我的手术很成功。谢谢你为我检查得这么仔细，帮我早期发现了肿瘤，救了我。"

我听后很高兴，说："不用谢，这都是我应该做的。你手术很成功，接下来一定要按照手术医生的吩咐，好好配合治疗，早日康复！"

他说："好的，我听你的，等我出院后，超声复查还来找你哦。"

我一听，很高兴他这么信任我，回复说："好的，一言为定，我等着你尽早出院来复查！"

挂断电话，我特别欣慰，心中默默地为刘宇虎祝福，祝他早日康复，祝他们家庭幸福美满！

（超声科　杜继荣）

168

高光时刻

2014年盛夏，刚从大学象牙塔里出来的我，有幸加入到苏州市吴中人民医院这个大家庭里。初出茅庐，无论是对自己的岗位、科室里的同事、将要接触的病人、医院的人文环境等，都充满了好奇与期待。

吴中人民医院是苏州市吴中区的龙头医院，是一所综合性二级甲等医院，我被分配到的超声科，是一个实力非常强的科室，当时是苏州市唯一的一个市级超声临床重点专科，除了超声诊断外，还开展了一系列超声介入技术。

我们超声科的吴主任，是一位热情、奋进、爱心泛滥的人，她关心科内的每一个同事，关爱患者，深受大家的喜爱，也深得患者好评。我分到超声科后，她像大姐一样处处关心我，手把手教我技术，让我倍感温暖，立即喜欢上了这个团队和自己的超声工作。

按医院的传统，每个新进医生都要在急诊科备班，前半夜主要辅助急诊外科老师为急诊病人清创换药，后半夜可以到值班室去休息，但一旦手术室有急诊外科手术，要随时去手术室协助主刀医生做手术。

那天，又轮到我在急诊科备班，前半夜一切如常，我帮着给几个急诊病人清创换药，看看时间已过十二点，估摸着可以去值班室休息了。正打算跟急诊外科的老师打个招呼，一阵急促的手机铃声打破了夜的宁静。

我立刻接通了来电，只听到电话那头传来急促的声音："喂，是急诊备班的华诚吗？"

"是的，我是华诚。"

"华诚，我这里有个阑尾炎病人，需要紧急手术，请你马上来手术室。"

"好的，我马上过来。"

没有丝毫犹豫，我立即向急诊外科的老师说明了情况，然后就赶去手术室了。到了手术室，准备手术的外科医生很热情地和我打招呼，还递给我一罐可乐。

他亲切地对我说："华诚，你好！你是新来的毕业生吧，半夜把你叫来，辛苦你了！"

"老师你好，我是今年新来的，今天我急诊备班，来帮忙手术是应该的，不辛苦。"

"嗯嗯，我姓陆，不用那么客气叫我老师，我们都是同事，你叫我陆医生好了。"

"好的，陆医生，谢谢你，还有你的可乐。"

虽然我们是第一次见面，互相还不太认识，但是小小一罐可乐和陆医生亲切的话语，让我立即感受到了来自其他科室同事的关爱，感受到了医院浓浓的人文氛围，心里泛起了一丝感动。

"华诚，你被安排在哪个科室呀？"陆医生友善地问我。

"我是医学影像专业的，被安排在超声科，手术室我还没来过几次呢。"

"超声科，好呀，以后你们超声科要和我们临床多联系哦。"

"好的，我一定多联系，努力服务好临床。"

"努力服务好临床？这话有点问题哦，应该是我们一起努力服务好病人才对。"

"是的，是的。"我点着头。

我随陆医生走进了手术间，这时病人已经躺在手术床上了，麻醉师也已就位。我和陆医生一起柔声问候了病人，让他不要紧张，告诉他手术马上就要开始了。

按手术流程，麻醉师核对完病人的姓名后，就对病人实施了麻醉。手术很顺利，我作为助手负责拉钩，扩大手术视野。手术过程中陆医生熟练地操作着，令我对他充满了敬意。

手术结束，时钟显示为凌晨一点多了。很快，病人醒了过来，他对我们连声道谢，还特意对我说："华诚医生，谢谢你！"

那一刻，我特别感动，自己因为帮助病人而被病人记住了名字，这种感觉竟然这么美好，令我大半夜忙碌下来所有的疲惫都烟消云散了。那个高光时刻带给我的职业光荣感与成就感，令我铭记至今，这几年来也一直在激励着我，一定要努力学习，用心关爱病人，做一个有人文情怀的好医生！

（超声科　华诚）

每个宝宝都是上天送来的礼物

又是一个阳光明媚的下午，刚检查完一个病人，就收到了一条微信，打开一看，是之前一位叫晓岚的产妇发来的几张她儿子的照片。

晓岚说："吴主任，您好！现在孩子已经两岁了，随着他的成长，侧脑室增宽正在改善，复查的结果都已经正常，现在身体很健康，精神也很好，一家人心里那块悬着的大石头总算落下了。"

看着这几张小男孩在公园里快乐玩耍的照片，一瞬间我想起了往事。

那是 2018 年夏天，快到中午吃饭的时候来了一个孕妈妈，像往常一样我确认好她的名字后就让她躺在检查床上，然后开始认真检查她腹中胎儿的发育情况，边检查边向旁边记录的小美女报胎儿数据：单胎，头位，胎盘后壁，双肾、肝脏、胃泡等未见明显异常。

咦，这个侧脑室好像有点增宽，怎么是 11 mm？我反复测量了好几次，还是得出了侧脑室增宽这个结论。

"晓岚，你之前有检查过吗？有说胎儿有什么问题吗？"我问道。

晓岚低声答道："吴主任，之前我在上海一家医院做的产检，那边检查说小孩的侧脑室有点宽，今天我来这里就是请您再复查看看的。我带了之前的B超报告单，您要看看吗？"

说着，晓岚从口袋里拿出一张纸递到我面前。我仔细一看，是一张上海某医院的产科超声诊断书，上面清晰地写着"胎儿侧脑室增宽"这个结论。

晓岚泪眼婆娑地对我说："刚听到这个消息时，眼泪就哗哗止不住了，哭得发抖，孩子有问题我怎么办呢？之后我在网上搜了关于侧脑室增宽的资料，当时就吓得要死。我跟家里人商量了一下，要是这次检查还是侧脑室增宽的话，就打掉这个孩子。"

我知道晓岚此刻的心情。我也是母亲，非常理解一个母亲的心情。我应该好好向她解释一下，让她能够有个正确对待。

我对她说："晓岚，今天我测出来侧脑室的宽度是11 mm，虽然增宽，但程度属于轻微，B超检查侧脑室增宽一般情况下不超过13 mm，排除遗传学方面的问题，大都是好宝宝。所以，我建议你可以做羊膜腔穿刺进一步检查一下，排除胎儿染色体发育异常。如果实在不放心，还可以去做个核磁共振看看胎儿脑实质发育是否正常。不能单单因为侧脑室增宽，就给这个孩子一份判决书！"

我拍了拍她的手背，舒缓一下她的情绪，继续道："你先不要自己吓自己，不要慌，不到万不得已，是不应该放弃一条小生命的，每个宝宝都是上天送来的礼物，不要轻易放弃他，好吗？"

晓岚的嘴角微微动了动，想说些什么又生生卡在了喉咙里，最后垂下了眼帘。为了让她不要太过担心，在继续检查的过程中，

173

我把机器显示屏转向她的方向，让她在检查过程中能够清楚地看到自己腹中的胎儿影像，以此缓解她的情绪。

"你看，孩子现在正挥舞着小拳头呢，多活泼呀！"

晓岚看着机器显示屏上的胎儿影像，欢欣之余，情绪渐渐平复了下来。我抓紧时机说："你看，这么可爱的孩子，还没看到这个有趣的世界，就要被剥夺了生命，难道不可惜吗？！如果别的检查做下来没有什么问题的话，这个孩子是不能放弃的，千万不要轻言放弃啊！"

看得出来，我的真诚打动了她，因为她看我的眼神渐渐变得清明了。我扶她从检查床上起来，一瞬间她像是想通了，微笑着对我说："吴主任，谢谢您的开导，我也不舍得放弃这个孩子，我听您的去做那些检查，太感谢您了！"

她的话令我很欣慰，也很感动。做完检查，我们互相留了联系方式，每隔一段时间，我都会主动关注情况，她也会来向我咨询注意事项。

几个月后的一个夜班，护工推着一个孕妇来做产科急诊检查，没想到竟是晓岚。她的手紧紧地抓着床边，看上去很紧张，当她看到是我在值班的时候，瞬间安心了许多。我叮嘱她不要太紧张，尽量放松。急诊检查没有什么问题，她被送回了产科病房。

孩子出生后，晓岚第一时间把喜讯告诉了我，是个看上去很健康的男孩，她很开心，我也为她高兴。

孩子出生后的四十二天，她来找我复查子宫，看产后恢复情况，检查下来恢复得不错。我问道："晓岚，孩子现在情况怎么样？"

晓岚说："吴主任，孩子现在很好，多亏了您当时的一番话，要不然我肯定会后悔的。"

检查结束，晓岚悄悄塞了个红包给我，说是一点小心意。

"晓岚，你这就不对了，赶紧拿回去。"我知道她是好心，想表达感激之情，但对病人多一些关心是我们医者的本分。

"你的心意我领了，但红包我是绝不收的，你用这些钱去给宝宝买些玩具什么的吧，你要照顾好孩子，让他健康快乐地长大。"

晓岚不再坚持，不断对我说"谢谢"。临别我们互说"再见"，大家都欢喜得眉眼弯弯。

今天收到晓岚发来的孩子的照片，我特别高兴，也特别有超声医生的成就感。因为当初我的一番话，使她改变了主意，从而有了这个宝宝。医生，光有技术是不够的，因为医学是一门用心灵温暖心灵的科学，需要医务工作者在坚硬的技术外壳下拥有一颗柔软的心，把患者当亲人，将人文关怀彻底融入到神圣的医学事业之中。

（超声科　吴桂花）

175

医生患者，我为你擦干眼泪

星期天早晨，窗外鸟儿的鸣唱把我从睡梦中唤醒。我睡眼朦胧地看了一下窗户，但见晨光透过窗帘的缝隙温柔地洒在床上，别有一番令人舒心的景象。

忙碌了一个星期，好不容易盼来了星期天，不用像平时一样早起了，美美地再多睡一会儿，然后起床吃顿美味的早餐，多好！

可是，就在我迷迷糊糊又将进入梦乡的时候，一阵急促的手机铃声把我惊醒了。

"唉，哪个在星期天这么早打电话过来，真是太不识趣了！"

我埋怨着，极不情愿地从被窝里探出手，揉揉惺忪的眼睛，摸索着拿起手机，是我院外科的一位姓秦的年轻女医生，心里咯噔一下，不会是星期天有急诊快速病理要临时让我加班吧？这个美好的周末难道又要泡汤了！先接通手机，看看是什么情况再说吧。

手机接通后，另一头传来的居然是呜呜的哭泣声。

"喂，是秦医生吗？你怎么哭了？怎么回事呀？"

没想到我这么一问，秦医生再也抑制不住，竟嚎啕大哭起来。

"完了，汪主任，我得了癌了，很快就要死了！"

我一下子就懵住了："你说什么？得了癌了？你年纪轻轻的怎么会突然得了癌呢？别着急，慢慢说。"

秦医生边哭边说，她最近感觉下腹部不太舒服，去做了个B超，结果B超发现右侧卵巢上有一个囊实性的包块，接着抽血做了肿瘤指标检测，结果显示CA125升高。CA125是卵巢癌的特异性标记，超声所见结合肿瘤指标监测，考虑卵巢癌可能。

"汪主任，我还这么年轻，怎么就得了癌症了呢？这可怎么办呢？呜呜呜……"

我大约听明白了，能想象得出手机那一头的秦医生此刻的心情是多么痛苦。

"秦医生，你先别急着下结论，自己吓唬自己。你听我说，第一，就算是突然生病了，我们自己是医生，一定要冷静，不能六神无主只知道哭，因为哭是解决不了任何问题的。第二，你这个样子若是被你爸爸妈妈看到了，老人家怎么受得了？所以你不可以这样，要冷静和坚强。第三，都说病理才是金标准，你现在还没有做病理检查，至少目前不能明确是恶性肿瘤，是卵巢癌，对不对？既然还不知道最后究竟是什么，你现在这个样子，值得吗？"

"嗯嗯。"

"好了，别哭了哦，我们一起来分析一下你的病情。"

这一番劝说，应该说起到了一定的作用，因为手机里秦医生的哭声慢慢停止了，我赶紧趁热打铁："秦医生，我们来具体分析一下你的病情。B超检查看到的囊实性肿块，有良性的，也有恶性的，良性的有巧克力囊肿、良性畸胎瘤等，恶性的有卵巢癌、恶性中胚叶混合瘤、恶性畸胎瘤等。"

"汪主任，是这样的。"

"是吧，好！下面我们再分析一些 CA125 升高的情况，良性的巧克力囊肿和恶性的卵巢癌等多种疾病都可以引起 CA125 升高。结合你的年龄，你才 30 岁刚出头，身体状况良好，没有乏力、短期消瘦等不良症状，单凭 B 超和肿瘤指标检测，不能确定是恶性肿瘤，我倒是觉得巧克力囊肿的可能性更大。我不是为了安慰你才这么说，分析下来确实应该是巧克力囊肿，但必须马上手术，做病理检查后就能最后确诊了。"

这时候，秦医生已经平静下来了，我能感觉到她开始归于理性了："汪主任，我听您的，马上住院手术，您帮做病理检查，不管结果如何，我一定不再哭哭啼啼了。谢谢您！"

"这就对了，你放心，我亲自帮你做病理检查！"

次日，秦医生就办了住院手续，住院第二天就做了手术。令我高兴的是，手术病理结果正如我所料，是巧克力囊肿。秦医生非常开心，她的爸爸妈妈更是对我万分感谢，说是我的开导和鼓励擦干了他们女儿的眼泪，给了她力量！

现在，秦医生已经是科室的业务骨干了，对病人也特别用心，深受病人的爱戴，被赞为"美女暖医"。

通过这件事情，我对叙事医学有了一些认识，对医患关系有了更深刻的理解，特别是当医生变成病人后。医生虽然接受过专业教育，但也是普普通通的人，也会生病，当医生身份突然变成病人身份成为"患者"的时候，心理也会特别脆弱。角色的转变、疾病本身的痛、预后未知的痛……都会令医生患者特别害怕，而且还会把结果往最坏的方面去想，令自己更加惊恐。

这时候，当他们求助于我们时，作为病理医生，我们必须懂得叙事的力量，以一种谦卑、尊重、善良的姿态去面对他们，去陪伴，去安慰，去为他们指点迷津。

践行叙事医学让我懂得，病理医生任重而道远。我要不懈努力，做一个能为病人擦干眼泪的人，努力去慰藉他们的心灵，用生命温暖生命，用生命守护生命，让他们能够感受到医学人文关怀的温暖！

（病理科　汪娟）

用情感的方式对待生命

周三下午，和往常一样，我把手头的最后一批报告发完后，便沏好一杯茶，拿起专业书坐下来，准备静静地看一会儿。

突然，一阵撕心裂肺的哭声从外面传来，听到的人瞬间就能感受到那种穿透心扉的痛。办公室里顿时安静了下来，大家不约而同地停下手头的工作，有人情不自禁地探出头想看个究竟，大部分人待在原地屏息静气地想听听究竟发生了什么。病理科的对面就是 ICU，面对家人的离世，家属的悲痛刹那间迸发，这样的情况时有发生，因此片刻过后，大家唏嘘了一下又接着忙工作了。

就在这时，服务窗口的同事从外面跑进来对我说："杨医生，你快去看看吧，那个嚎啕大哭的病人的报告是你发的，她是因为看到病理诊断是恶性的，所以就大哭了起来。"我一听是这么回事，赶紧跟同事跑了出去。

刚出病理科大门，就远远看到一个瘫坐在地上的女人，跑近一看，大概 40 多岁，身材微胖，衣着打扮很朴素，但也大方得体，梳了一个低马尾辫，手里攥着一份病理报告，正埋头恸哭。

我赶忙跑过去，俯下身子说："大姐，您这是怎么了？咱们先起来，这地上又凉又脏的！"

我边说边想把她扶到不远处的一排等候椅上，可我发现她浑身发软瘫在地上，自己根本拉不动她。我和同事两人合力，才把她架到了椅子上，可她根本就坐不住，几乎处于半躺倒的状态。

"大姐，我姓杨，就是给您发病理报告的医生，先让我看看报告单好吗？"我说。

听我这么说，她立即抬头看着我，两手紧紧抓住我的胳膊，情绪更加激动，边哭边说："杨医生啊，我得了癌症了，可怜我那两个还没成年的孩子呀，他们以后可怎么办哪！"

这么近距离看着一个伤心欲绝的病人对着我哭诉，我心头一紧，鼻子一酸，心里十分难受。我连忙平复了一下自己的情绪，柔声对她说："大姐，您先别着急，让我看一下您的报告单，看看究竟是什么情况。"

她松开了抓住我的手，拿出报告单递给我。她叫陈虹，46岁，宫颈活检病理诊断显示鳞状细胞癌。哦，宫颈活检为鳞癌，这里面有许多不同的情况，我应该向这位陈大姐好好做一番解释。

"陈大姐，您先听我分析一下哦。您这个病检目前定性为癌没有错，但是病情的严重性如何？现在发展到哪个阶段？这些目前都不明了，还需妇科医生结合其他检查综合判断。当前最重要的是配合妇科医生尽快手术，我们会对您的手术标本再做一次病理检查，而这次病理检查我们就能更清楚、更全面地对您的病情进行判断，究竟是早期还是晚期，从而进一步判断您的预后。如果是早期的话，您这个病是完全可以治好的。万一不是早期，也有很多控制的办法，所以您先不要急。"

听我这么一说，她立即坐了起来，眼睛也有了点神："杨医生，你说的是真的吗？"

我坚定地对她点了下头："真的！"

看她孤身一人，我问："今天就您一个人来医院的吗？"

"是的，本来也没想到会病得这么严重，但一看到报告是癌，想到我那两个可怜的孩子，我就彻底崩溃了。杨医生，谢谢你这么耐心地来给我说道理，开导我，安慰我。"

"陈大姐，现在您给家里人打个电话吧，让家里人来医院陪您一起到妇科去看医生，妇科医生会根据您的情况，给您制定合适的手术方案，尽早安排手术的。"

听我说完，陈大姐顺从地从包里拿出手机，拨通了她老公的电话，可还没开口，又忍不住哭了起来，只听她老公在电话那头焦急地喊："怎么哭了？出什么事了？"她哭得更凶了，仍然说不出话。

我赶紧拿过电话，说："喂，您好！我是吴中人民医院病理科的杨医生，您爱人今天来医院取病理报告，现在有点儿问题，麻烦您过来一趟吧！"只听那一头传来一声"马上来"，电话就被匆匆挂断了。

在陪陈大姐等待的时候，我更深入了解了她的家庭情况。疼她的老公及两个孩子，一个读大学，一个读高中，都蛮懂事的。说的时候，她眼神里流露出满满的爱与不舍。

大约过了二十几分钟，只见一个神色匆匆的中年男人径直跑了过来，一到她身边，她一把抱住他就哭了起来，但是明显哭声已经很小了。我向他讲了陈虹的病情，他听后点着头说知道了，并对我说"非常感谢"。我说不用谢，并带着他们夫妻俩来到妇科，把情况向妇科医生做了简单介绍。

回病理科时，我的内心百感交集。

大约过了两个星期，陈虹的宫颈锥切标本送到了病理科，诊断是微小浸润性鳞状细胞癌，属于早期病变，切除病灶后没有转移或者复发的潜在可能。我到病房去看她，看到她的丈夫和一双儿女都在，我从心底里为他们全家那幸福的样子感到高兴。

作为病理科医生，我们通常用科学的方法对待病人——发病理报告；学习了叙事医学后，我们知道了还可以用情感的方法对待病人、对待生命——叙事。面对突如其来的恶性病变，很多患者的精神一下子就垮掉了，而如果医生能通过"叙事"与患者共情，就可以给患者增添勇气，勇敢地去面对突如其来的打击。

（病理科　杨芹）

找出致病的元凶

来苏大附一院检验科进修已经两个月了，这天早上，冯主任将一张会诊通知单送到了我们微生物实验室。

冯主任找到周老师，非常郑重地对周老师说："周老师，这个病人辗转过好几家医院，吃了几乎所有的抗生素，并且接受了抗结核治疗，可都没有效果。为了尽早明确诊断，今天医务处在呼吸科组织全院大会诊，周老师，你去参加会诊看看这个病人是什么情况吧。"

周老师既不是检验科主任也不是硕导博导，但在微生物实验室，有什么疑难杂症都靠她来解决，能在这家高手云集的三甲医院里树立这个威望，靠的是她几十年如一日的严谨的工作态度。

"全院会诊？我们检验科也要参加全院会诊吗？"我问周老师。

"是的，我们医院的全院会诊，所有辅助科室都要派人去参加的，像放射科、超声科、心电功能科、病理科等，包括我们检验科。"

由于我在自己医院从来没有过参加会诊的经历，所以我很好奇，想去看看全院会诊究竟是怎么个样子，于是自告奋勇和周老师一起去参加了这个大会诊。

我随周老师来到呼吸科会议室，各相关科室人员到齐后，大会诊就开始了。首先由主治医师介绍病人的病情：这是一个名叫刘涛的 30 岁左右的男青年，近半年来发病了好几次，最近一次是一个月前开始高烧不退，CT 胸部检查提示左右两肺布满了小结节，这些病变在一点一点啃噬着他的肺，撕咬出密密麻麻的小小的空洞。他辗转数家医院，一直在大量服用抗生素、抗结核药，甚至吃激素，但始终没有得到明确的诊断，没有一家医院在他身上找到真正的病原体。

这究竟是什么病？各个相关科室前来参加会诊的专家，都从自己专业角度发表了观点，大家分析得头头是道，大部分专家都认为结核不能够排除。

最后，轮到检验科周老师发言了。

"现在确实还没有办法排除结核，所以还要继续给他做结核菌涂片，看看能不能找到一些线索。另外，我认为真菌感染也不能排除，回顾病史发现，他在其他医院只做过普通的痰培养，并没有做过专门的真菌培养。"说到这里，周老师转过身来对我说："小王，明天早上准备好工具，我们直接来呼吸科的病床边给他接种，这样直接接种可以防止某些病原菌在送检过程中死掉。"

回到检验科，我按周老师的吩咐准备好了酒精灯、接种环和大大小小各种培养基等放在了一个盒子里。第二天一早，我就和周老师来到了呼吸科病区，走进病房，病房里只有病人和他妻子在，病人坐在床头，妻子坐在床尾。看到我们进来，妻子赶忙站起身来向我们点头示意。

病人像没有看见我们一样，坐在床头一声不吭。我仔细观察，他虽然是一个30来岁的青年人，却像个得了佝偻病的少年，看上去十分虚弱，内心不由泛起一阵同情。

床位医生来到床头，问道："刘涛，今天有没有感觉好点，有没有胃口？要多吃东西哦，只有多吃了抵抗力才能上去，不然一直靠输营养液是不行的。"

刘涛抬眼看了看床位医生，却没有发声，妻子在一旁心疼地说："他总说喉咙疼，吃不下。"

床位医生觉得不对劲，连忙打开手机的电筒，让刘涛张开嘴，我也上前一步瞧了瞧，能看到他嗓子里全都烂掉了，血肉模糊。

"疼吗？"床位医生问。

他点点头，没能说出话来。

我心中想，这是什么病菌呀，这么厉害，先是啃食肺部，现在又腐蚀了喉咙，看来情况越来越糟了。

床位医生指了指周老师："刘涛，我们今天请了检验科专家来给你检查，看看能不能找到病原体，如果能找到病原体，你这个病就好治了。"

此刻，妻子已经开始抹眼泪了，哽咽道："我们家孩子还小，不能没有爸爸，求求你们一定要救救他。"

平时我一直待在实验室里，这是我第一次在临床上碰到这种场面，只觉得鼻子酸酸的，眼眶也有些湿润了。

病区护士长来给刘涛采好样，我点好酒精灯，把每个培养皿都编好号，周老师熟练地把样本接种好，我们立刻将其拿回微生物实验室放在培养箱里。离开病房时，我看到刘涛的眼中充满了期待。

次日，我早早来到检验科，迫不及待地把刘涛的所有培养皿都看了一遍，期待能有所发现，可是很遗憾，什么也没发现。又过了一天，发现培养皿中长出了两个菌落，质谱鉴定是之前刘涛在其他医院也检出来过的常见细菌，没什么价值。那天下午，结核菌涂片结果也出来了，没发现有阳性细菌。

忙了几天，一无所获，我有点失望。周老师看出了我的失落，笑着说不用急，也许再过一两天就会有新发现。

第四天，果然有新发现了，在沙保弱培养基上出现了一个很小的酵母样菌落，周老师说看来与她想的有点接近了。周老师让我在显微镜下确认一下，我仔细看确实是真菌，按周老师的吩咐，把这个酵母样菌落转种到两个土豆培养基上，一个放在25℃的培养箱里，一个继续放在37℃的培养箱里。随后，周老师立即给刘涛的主治医师打了电话，告诉他刘涛是真菌感染，让他把抗真菌药给他用起来。

啊，终于被我们微生物实验室查明了原因！巨大的成就感包围着我，令我无比高兴。之前用在刘涛身上的治疗方案都是用抗生素、抗结核药、激素等，现在看来都是错的！该用的抗真菌药一直没有用过！

后来又过了两天，这个培养出来的真菌被鉴定为马尼菲青霉菌。周老师告诉我，这种真菌很狡猾，它会"变形"，在37℃的人体内时是圆圆的或者椭圆的，而在室温，也就是25℃的环境下它会慢慢伸出触角变形成发毛的菌丝形状，没有经验的检验科医生很难识破它的真面目。

听了周老师的介绍，我又去翻阅了一些资料，对马尼菲青霉菌有了更多的了解，深感要做好一个检验科医生，必须不断地学习。

又过了几天，主治医师打电话给周老师，说刘涛在用了几天抗真菌药后就不发烧了，情况有了明显好转。我听周老师说后，非常高兴，专门去病房看了刘涛，见他精神状况好了许多，已经能说话吃东西了，他妻子的脸上也有了笑容。我和他们聊了一会儿，他们很感谢这里的医生，也非常感谢我们检验科帮他们查出了罪魁祸首。听到他称赞我们检验科，我心里十分开心。

这件事情令我感触很深。现在检验科的自动化程度越来越高了，检验师在很多人眼里可能就是标本来了我们上机做一下，机器打出报告后我们发一下就完事了，时间一长，甚至我们检验科的很多人也把自己当成了这么一个工作机器，与临床脱节得越来越严重。

这件事让我知道，检验科医生除了做好标本外，也能从专业的角度为临床诊断提供帮助，有时甚至能起到决定性的作用。

检验科作为医院的"特种部门"，并不直接接触病人，战场在显微镜下。这里没有锦旗，没有鲜花，甚至可能从业一辈子也听不到一句谢谢。但是，我仍然为自己是一名检验医者而骄傲，因为我们是一群孜孜不倦、严谨求真的检验人，用无私奉献的胸怀诠释着检验医学的真谛，用我们的满腔热情传递着这份工作的伟大与使命。

（检验科　王晓俊）

冷暖寸心知

护理工作做了很多年，见到最多的是各式各样的病人，常常被她们的坚强所感动。

初见柳姐，感觉她很开朗。40多岁，中等身材，皮肤因为贫血而显得苍白，带着爽朗的笑，衣装靓丽而不失端庄，完全让人感觉不到她来自农村，更看不出的是，她竟然是一个子宫内膜癌的晚期病人。

简单了解了她的情况后，对她做了体格检查，结果很震惊。她的下体因为病情严重已经十分肿胀且糜烂不堪。看到我震惊的样子，她平静地告诉我，她患晚期子宫内膜癌已有三年，如今已多处转移，不能正常小便了，此次前来住院就是来解决排尿问题的。

此刻，柳姐的盆腔因为尿潴留已经很胀了，我赶紧拿来导尿包，花了半个小时，终于帮她插好了导尿管。随着尿液的缓缓流出，柳姐松了一口气，微笑着向我道谢。

我实在忍不住了，轻轻地问她：柳姐，你的下体肿烂成这个样子，看得我都替你心痛了。你痛吗？

她愣了一会儿，沉默了片刻，轻声说："痛……"

看着她那无助的脸，我的心紧缩着。收拾好导尿包后，我在她的床边坐下了，边观察排尿情况，边和她聊了起来。

她说她从发病到现在已经三年多了，一发现就已经是晚期了，在很多医院都看过、治疗过，都没有什么效果，她知道自己已病入膏肓。如今，她已经不能正常小便了，而插导尿管也成了难题，实在是痛苦不堪，甚至几度让她产生了放弃的念头。

说到这里，她的眼泪哗哗地流了下来，我赶紧掏出纸巾给她。她擦了一下眼泪，继续说，想到才14岁的儿子，她就下不了决心。她说过去身体好的时候，由于忙于工作及农活，对儿子虽然无比疼爱，但却疏于关心，而今每每想起来总是感到愧疚。眼看着自己时日已经不多，儿子又在青春叛逆期，很难与他进行顺畅的沟通，内心愈加不安，只想再多陪他些时日，让他能够顺利地度过青春叛逆期，健康地成长。

为此，她反复对自己说，要坚强、坚强、再坚强，再苦、再难、再痛，也要咬牙撑着。她无法想象没有母亲的孩子会过怎样的日子，因此她每天都把自己收拾得干干净净，让自己多一些笑容，多一些灿烂。她要以最好的状态把自己最后的日子留给儿子，用自己的坚强来感染儿子，好让儿子能够在她离去后坚强地面对今后的生活。

坚强，这是她给儿子的最后礼物。

我静静地听着，努力忍住不让自己的眼泪流下来。对于这样的母亲，不知道能为她做些什么。我只能尽量抽些时间来到她的床边，拉着她的手，与她多聊聊。

02

周三照例是 PICC（即经外周静脉穿刺中心静脉置管）维护门诊，病人每周都来，边维护边和病人聊天也是常事。

九点多的时候，进来维护的是个 50 多岁的男病人，只身一人没有人陪伴。查看病历和维护本得知，病人姓李，外院置管才一周，第一次来门诊维护。

李先生进维护室后很寡言，也很拘谨。和他聊天，他回答得很简单。对于刚刚确诊恶疾并开始化疗的患者，这样的情况很常见，所以我也没有在意。

开始维护，检查发现置管穿刺点上方出现机械性静脉炎，便做了相关处理，并对李先生进行详细的知识宣教和带管注意事项指导。

第二个周三，李先生又来维护，静脉炎已经消退了。我发现他和上周三一样还是一个人来医院，这在化疗期的病人很少见，因为通常都有家属陪同。我想一定有什么原因，便尝试着问他怎么一个人来。

也许是对他的静脉炎处理得当，效果良好，他比较信任我。犹豫了一会儿，他告诉我说他来苏州辛苦打拼已经多年，如今儿子刚刚在苏州买房成家，还给他添了个孙子，老婆在儿子家带孩子。多年的努力，总算给了他安定幸福的感觉。然而，前不久反复发烧，最终确诊恶性淋巴瘤，需要化疗。他蒙了，第一反应是不能告诉

191

老婆。老婆这些年和他一起打拼，非常辛苦，好不容易有了如今的安定生活，肯定承受不了这样的打击。也不能告诉儿子，儿子刚刚成家生子，而且工作辛苦，不忍心给他增添麻烦。好在他如今身体还算承受得住，就一个人偷偷地去治疗，化疗也选择的是门诊治疗。

说这些话的时候，他的眼睛里泛着泪光。于他而言，突然被诊断为绝症，他是如何的错愕恐惧啊！可是，他觉得自己是男人，是家里的顶梁柱，所有的一切都必须由自己扛起来。在还没有好的应对时，他不希望家人因为他的绝症而打破好不容易得来的安定和幸福。他希望能自己能像以前一样扛起整个家庭，带给家人的是幸福而不是悲伤。

看着他默默地调整情绪，我不禁想问：一个男人的肩膀究竟能扛多少？我很难过，一时不知说什么好，但是我觉得他这样做是不妥的。于是，我尝试着鼓励他正确面对生死这样的问题，所有的一切都应该和家人共同来面对和分担。不然的话，一旦他出事，老婆儿子也会遗憾终身的。

他点着头，我知道他动心了。

又是一个周三，李先生又来维护 PICC 了。他带着微笑和我打招呼，向我介绍他老婆，明显没有刚来维护时的拘谨和沉重。看到他老婆，我悬着的一颗心终于放下了。

03

人在悲伤来临的时候，不总是哭天抢地，很多人习惯于默默承受，悄悄抹泪。陈晓娟就是这样一个人，她独自住院，静静地治疗，再一个人出院。

在肿瘤科工作的每一天都是忙碌的，见证各种各样的病人：情绪不稳的新入院者，满怀希望的复诊者，等待死亡的终末期患者。然而，无论再忙，我总要找时间到陈晓娟的床边坐一会儿。

初见陈晓娟时，50多岁的她，一米五左右，娇小怯弱，五官清秀，长相明显带着广西人的特征。因为胃癌需要化疗，因此她来住院。每次来，都是静悄悄的一个人。

输液的时候，她一个人静静地躺在床上，很少和病房里的其他病人聊天。很多时候，她总是孤身只影，脸上挂着淡淡的愁苦，看到医生护士会主动打招呼，但声音却带着胆怯和忧虑。

她老家在广西，家境穷苦。为了摆脱困境，她小小年纪就和村上的姐妹们一起来到了苏州。然后，和很多广西女孩一样，她嫁给了一个苏州农村男人。娶广西女孩的那些苏州男人，家里通常都很穷，或者身体有缺陷。她还算幸运，嫁的男人除了家里穷、年龄大些，倒也忠厚勤劳。二十几年的辛苦劳作，夫妻俩好不容易盼来儿子毕业工作，她却查出来患了晚期胃癌。

为了不影响儿子刚刚开始的工作，也不能让丈夫辞了工作来陪她，独在异乡的她只能一个人来医院接受治疗。

其实，她的经历很具有代表性。她们这一代农村妇女，用自己的辛劳推进了时代的发展。儿子开始工作，家庭经济不再像从前那么拮据了，但是还没来得及享受时代改变带来的富足，她就病倒了，而且还是癌症。多么令人绝望啊！

虽然她从不说，但看到她躺在病床上娇小瘦弱的身影是那么孤独，我很心疼她。每次她来住院，我总会找时间陪她一会儿，和她聊聊天，帮她倒倒水。科里的姐妹们了解情况后，也常来陪她。

这样的举手之劳，换来了她的笑容和信任。她再来住院，到病区，总是先找我。同事们会大声招呼："许老师，你的粉丝来了。"看到我，她会立即冲过来，给我一个深情的拥抱……

（门诊　许建新）

赠人玫瑰，手留余香

苏州的冬天，北风凛冽，寒气逼人，然而我们吴中人民医院的门诊服务台，却永远都是那么忙碌，那么热火朝天。

很多从农村来的患者走进医院后，像刘姥姥进了大观园一样晕头转向，不知道该往哪里走，去看哪一个专科。各种不知所措，令他们十分焦虑与不安，好比到了人潮涌动的十字路口，却不知道自己该往哪个方向去。

此刻，就有一对老夫妻拿着病历本在门诊大厅里不停地张望，脸上写满了焦虑和不安。原来他们是从乡下来的，不认识字，很少进城，一路打听费了很多周折才找到我们医院，进门诊大厅后见到拥挤的人流和一排排窗口，根本不知道自己该往哪里去，正茫然不知所措。

看到两位老人焦急的神态，我心中立即明白是怎么回事了。我从服务台里出来，微笑着主动迎了上去，亲切地喊了声"爷爷奶奶你们好"，向他们问清情况后，柔声安慰他们，让他们不要着急，告诉他们我会全程陪同他们去看病的。

老夫妻俩见我主动走上前来与他们打招呼，见我这么热情，真是喜出望外，老奶奶更是紧紧抓住我的手说："护士小妹妹啊，看着你真亲切，就像我的孙女一样可爱，有你陪我们，我们就放心了。"

"奶奶，那你们就把我当作你们的孙女吧。"听我这么一说，老两口不停地点头，乐得合不拢嘴了。

问清两位老人身体哪里不舒服后，我帮他们挂好了相应专科的号，带他们来到诊区，到专科医生那里帮他们看好了病，又帮他们交了款配好了药，整个过程十分顺利。临别，老两口激动地握着我的手说"谢谢谢谢"，还告诉我说他们家住在太湖的西山岛上，让我有空一定要去他们家玩，说要给我吃最新鲜的水果、蔬菜和鱼虾，要像对待自己的孙女一样对待我。看着老夫妻俩欢喜地回家去的背影，我非常开心，一种幸福感油然而生。

作为一名门诊服务台的护士，我每天需要不停地为患者预检分诊，不停地回答患者提出的各种问题，不停地为他们提供各种帮助……我的工作十分平凡，但平凡中带着快乐，平凡中带着精彩。我们没有高调的口号，没有值得夸耀的成绩，患者的满意、患者的口碑，就是我们点点滴滴职业幸福的积累。

当然，有时我也会觉得委屈，明明一样的年纪，别人可以理直气壮地胆怯，而我却不可以说不，面对患者的提问永远没有拒绝的权利，只有一层层像枷锁一样的义务，似乎不管努力多少、奉献多少都是理所当然的，这其中的甘与苦，如人饮水，冷暖自知。

多少次与朋友约好了共赴晚餐，因病人的突发情况而改约；多少次家人突然生病，我却只能默默地坚守岗位，无法守护家人；多少次为了医院的迎检，下班后苦练操作，苦背资料；多少次因为不讲理的病人不理解我们而心灰意懒……我们伤心过、哭过、累过，其中的苦涩只有我们自己知道。

护理职业很辛苦，但是我们既然选择了它，就要秉承南丁格尔精神，无私地奉献自己的青春。

在我的护理工作中，也经常会遇到一些令我感动的事，激励着我要努力把自己的工作做得更好。

一位20多岁的老奶奶在我们医院治疗肺炎的过程中，经常和我聊她的病情，从预防到感染，从并发症到痊愈，还经常拉家常，不亦乐乎。有一天下午快下班的时候，她给我送来了自己做的烙饼，亲自用她那双怕冷又怕热的手为我做的。当时我都愣住了，不知道这位老奶奶竟如此心细，记着我偶然间向她提到的喜欢吃的东西。当天在回家的途中，我一遍又一遍在心里祈祷，祝愿这位善良的老奶奶早日康复，同时告诫自己，一定要努力把工作做得更好，不辜负病人对我的期望。

这些年一路走来，流过汗和泪，遭受过委屈，也收获了越来越多的信任与赞扬，承载了越来越多的寄托与希望。我有和病人亲昵的合影，有病人亲手执笔的感谢信，有病人送来的"温暖"牌牛奶，有护士节来自病人的祝福和鲜花。这些都是比较特别的患者，而让我最感欣慰的其实还是那些普通患者，他们朴实的言语浸透着对我的信任和感谢。

当出院痊愈的病人来医院复查遇到我时，热情地和我打招呼，我会觉得被病人记得很高兴；当病人指着我对其他病友说"这个护士非常好，我特别喜欢"时，我由衷地高兴；在路上逛街时，突然被病人认出来，叫出我的名字，我会觉得特别快乐。

亲爱的患者，感谢你们的理解和尊重，我想告诉你们，我拥有爱心、耐心和善心，由衷地热爱自己的职业。于我而言，护士并不仅仅是一份工作，一个谋生的饭碗，更构成了我生活的一部分。我愿意竭尽全力去为你们服务，陪在你们的身边，尽我微薄的力量去帮助你们，因为和你们在一起、感受你们的信任，是我人生最大的幸福。

在我眼里，医院就是一个浓缩的社会，这里有形形色色的人，在你的面前演绎各种各样的故事。有些故事让你感动，有些故事让你欢乐，有些故事让你思绪万千……总有些故事会留在你心里，变成某日嘴角无意间扬起的微笑，变成情绪低落时的一份安慰。眼前的不是苟且，而梦想也并不都在远方，真正的诗情画意存在于我们的眼睛里，最伟大的仁慈就是我们发自内心的微笑。

最近这几年，我们医院在推行叙事医学，倡导书写平行病历，让我们去贴近生命，去聆听、触摸、感悟生命。全院职工书写的一篇篇平行病历，讲述的一个个医患故事，充满了医学的温度，深深地吸引我。我有感而发，也写下这些浅显的文字。

赠人玫瑰，手留余香。我要努力践行叙事医学，让自己真正成为一个有温度的护士，做有温度的护理，成就更好的自己。

（门诊　叶婷）

爱的传递，温暖了你我

2020年春节过后一上班，我就在发热门诊见到了这个姑娘：绿发、眉钉、纹身，前卫的着装，不羁的眼神。姑娘给人的感觉并不友好，而在她就诊的过程中，更加让人感受到了她的戒备，全程多数时候以沉默应对医生的提问，收住院后的多数时间，她也是少言寡语。

姑娘是在新冠肺炎疫情居家隔离期间吞服了大量的安定类药物，急送我院后收住进隔离病房后要进行洗胃。就这样，我在做好个人防护后进入了她的病房。在病房里我见到了她的妈妈，妈妈的焦虑和她的冷漠形成了鲜明的对比，这让我对她有点儿生气。

姑娘20来岁，已经过了叛逆的年龄，怎么一点都不能理解妈妈的心呢？然而，多年的护士生涯让我感觉到事情并非那么简单，应该不是单纯的任性和叛逆。

在做洗胃操作前的准备工作时，姑娘的脸色由冷漠转为惊恐，这不禁又让我心疼起来：可怜的姑娘啊，我并不清楚在你身上到底发生了什么，无论何种原因让你采取了这种自残行为，你现在可以信任和依靠我。

我弯下腰，柔声对她说："姑娘，我是急诊科护士长，现在我要给你洗个胃，你不要害怕哦，只要你好好配合，洗胃就会很顺利，并没有什么可怕的。洗胃是……"

在我把洗胃的过程和配合要求对姑娘做了详细交代后，姑娘眼中的恐惧感明显减少了。为防止洗胃过程中呕吐物弄脏她的头发，我专门给她戴上了一次性帽子，并给她铺好了垫单。

"给你戴了一次性帽子了，不会弄坏你的头发了哦。"

她顺从地点了点头。

"垫单也已经铺好了，你准备好了吗？现在可以开始了吗？有什么不舒服可以拉拉我的胳膊哦。"

我微笑着对她说，其实层层防护之下她根本看不出我的表情，但我依然微笑着，我确信她是能够感受到我的这一份善意的。

就在我准备置入洗胃管的一刹那，她突然伸手拉住了我，轻轻地说了一声："护士长。"

一句"护士长"，让我感到了她的恐惧，也让我感到了自己肩头的责任。我立即停下操作，紧紧地握住了她的手，柔声对她说：

"你放心，是我亲自给你洗胃，你还有点害怕吧，那你就抓住我的衣服吧，这样你就不会害怕了。"

话音未落，她果断地伸手拽住了我的防护服……姑娘很听话，也很配合，整个洗胃的过程中她都听从我的指挥。顺利完成了洗胃操作后，我用毛巾将她的脸擦拭干净，又用手将她的头发理顺，然后再次握住她的手说：

"姑娘，你有什么事情和别人不好说，但一定要给妈妈说哦，即便两人的理解不同，但妈妈一定是世界上最爱你的人。"

她睁大眼睛听着，依然没有说话，但眼眶里已经泛起了点点泪花。

再次见到这个姑娘是在几天后，我护送她去做 CT 检查。依然是醒目的绿发和前卫的着装，不同的是眼中已经没有了之前的不羁。而我，只穿了平时的工作服，戴了一只口罩。虽然那天给她洗胃的时候，我穿了严严实实的防护服，将自己遮得密密实实，但是她一见到我，一听我说话的声音，立即就认出了我。

等待的时候，我问她身体是不是感觉好了很多。其实我并没有指望她能和我有更多的交流，之前她给我的回应只有"护士长"三个字。

意外的是，今天她居然打开了话匣子。

从大学期间的抑郁症开始，一直到海外求学的经历，以及回国后和父母的矛盾，姑娘都一一道来。我没有打断她的话，而是静静地倾听，时不时给她一个鼓励的微笑，尽管这个微笑是在口罩之下。

在送姑娘回病房之后，她突然对我说："护士长，谢谢你。那天你给我洗胃，我透过你戴的透明面罩看见汗从你的额头上滴了下来，你真的辛苦，而且一点儿也不嫌弃我，还这么关心我，安慰我。你给我说的话我都听进去了，以后我一定会和父母多多沟通，也会好好珍惜生命的。谢谢你，护士长！"

姑娘的话让我又惊又喜，她终于愿意打开心扉畅所欲言了，同时她也懂得了生命的可贵。

我并不意外她会认出我来，虽然防护服下所有的护士都变成了同一个模样，但是我们护患的心息息相通。我们善意的微笑和上扬的嘴角，在层层阻隔之下已无法辨识，但是即便是再厚的防护，都阻挡不了爱的传递。

我们初见之时，她用"护士长"三个字表达了对我最大的信赖。试想一下，如果我们仅仅按照医疗流程而完成操作，互相之间没有任何的沟通与交流，那么这个姑娘是否会觉得被人嫌弃、被世界所抛弃？是否会继续沉浸在抑郁的世界里不能自拔？是否会再次出现伤害自己的行为？

庆幸的是，我们是怀揣爱心的护士，可以为了患者一次一次俯下身子，一次一次伸出双手，一次一次奔前忙后……尽管我们已经汗流浃背，已经疲惫不堪，但是防护服带来的除了加倍的辛苦，还有加倍的爱，在温暖了患者的同时，也温暖了我们自己。

（急诊科　周宏艺）

每一面锦旗，都是一个感人的故事

年末，时序也进入了冬季。

这是一个寒冷的冬夜，时间已过凌晨一点，身怀六甲的孙静早已进入梦乡。在梦中，她迎来了自己的第二个孩子，儿女双全，多么幸福……突然，身下一阵突如其来的凉意将她惊醒了。

"不好，羊水破了！"

前几年就已经做了母亲的孙静第一反应就是"破水"了，她立即叫醒熟睡的丈夫。看到湿漉漉的床单，丈夫也吓坏了，怕孩子马上就要生出来了，立即拿起手机拨打了120急救电话。

那一晚，正好轮到我和张医生值班。接到市急救中心的指令，我和张医生立即冲出值班室，与担架员一起跳上救护车，司机随即发动车子，直向目的地驶去。救护车风驰电掣在寒冷而空寂的马路上，因为得到消息说这个名叫孙静的孕妇是经产妇，怕她急产，所以我们一刻也不敢耽误。

救护车以最快的速度驶进了孕妇居住的小区。这是一个建于上世纪的老小区，居住的大多是外来务工人员，没有电梯，只有楼梯可走。由于孕妇的家住在五楼，我和张医生及担架员只能扛着担架上了五楼。

此刻，孙静的丈夫已经候在门口了，他的脸上写满了焦急，见我们到来，他松了一口气，立即将我们迎了进去。

这是一套不大的居室，一个客厅一个房间，估计共计五六十平方米吧，家具也都是旧的。而此刻孙静正躺在房间里那张已经被羊水浸湿了的床上，神情紧张，面色痛苦，正摸着肚子嗷嗷喊痛。

我一看现场，场面有些混乱，而孕妇又十分紧张，立即上前一步，弯下腰对孕妇说："你是孙静吧，我们来了，你别急，我们现在就把你送到医院里。"

孙静顺从地点了点头。在张医生的指挥下，我赶紧将担架放在孙静的身边，正当大家齐心协力要将孙静从床上移到担架上时，孙静突然感到肚子一紧，原本潮湿的床单上立即映出了一片鲜红的血色。

"哎呀，不好，好像马上要生出来了！"孙静大喊着，无比紧张。

我赶紧握住她的手，而她则把我的手握得更紧了。这时，张医生已经打开了早已准备好的产包，俯身查看的时候，一个被血渍胎脂包裹着全身、肚脐上还连着长长脐带的小家伙，竟然一下子就呱呱坠地了！

"啊，生出来了。"孙静的丈夫惊叫道。

"哇哇哇……"

就在这时候，婴儿的哭声骤然响起，在这寒冷的冬夜，小家伙的哭声显得特别的响亮与清脆，红嘟嘟的小脸蛋上闪着光亮，一双乌溜溜的眼睛像两颗黑珍珠般可爱。张医生一手拿起血管钳，迅速夹闭了还连着胎盘的脐带，我则接过孙静丈夫递过来的小棉袄，立即将刚出生的孩子紧紧包裹了起来。

"恭喜恭喜，一个漂亮的女宝宝。"

我欢喜地说着，将襁褓中的婴儿递到孙静的眼前。孙静深情地望着女儿，幸福的泪水挂满了双颊。我把孩子递给孙静的丈夫，他将刚出生的女儿紧紧抱在怀里，似乎稍微一松女儿就会消失似的。

我掏出纸巾，轻轻擦去孙静脸上喜悦的泪水，用手在她已经瘪下去的肚子上轻轻揉了揉，柔声对她说："孩子平安出生了，你也没有什么问题，你尽管放心哦，我们这就把你们母女送到医院去。"

孙静点着头，嘴里说了声"谢谢"。

张医生指挥大家一起将孙静抬上了担架，我们齐心协力抬起担架，下楼的每一步都走得格外小心，生怕惊动了刚分娩的产妇。虽然是寒冬腊月，但当担架一层层抬下楼，最后平安送上救护车时，大家都已经汗流浃背了，被夜风一吹，只觉得钻心的凉，而看到车上母女平安，心里又觉得十分温暖。

司机再次发动了救护车，现在是满载着喜悦往医院里开。车上，我轻轻地为孙静揉着下腹部，她的手则紧紧拉着我的白大褂，把我当成了她的依靠。望着母亲眼中透露的慈爱，看着新生的婴儿红扑扑的小脸蛋，我心中无比感慨。能以这种特殊的方式见证新生命的降生，令我对生命生出了无限敬意！

救护车顺利回到了医院，孙静母女在产科住了三天后，一切安好，高高兴兴地出院了。过了几个月，孙静一家四口专程来到急诊科，送来了一面绣有"大爱无疆"字样的锦旗。

急诊室里，孙静激动地拉着我的手说："护士长，太感谢你了！那天孩子在家里就出生了，你知道我有多害怕吗？我担心孩子担心得不得了。那一刻你握着我的手，在我的耳边安慰我，为我擦去脸上的泪水，我一下子就安心了。护士长，因为有了你们这些白衣天使，苏州在我们心中不再是异乡了；因为有了你们带给我们的这份感动，陌生的城市里一样充满了爱。"

感人的故事，经常发生在急诊科，这只是其中的一幕。急诊科里的每一面锦旗，都有着一个感人的故事，不一样的主人公，不一样的故事情节，呈现的却是一样的呵护与关爱，一样的信任与感恩。这世界上不缺乏有意义的事，身为一名急诊科护士长，我要做的就是守住心底的那股暖流，坚定自己，尽己所能帮助别人，让身处困境的患者能够感受到医学的温度。

（急诊科　顾玉凤）

我是你风雨路上的那把雨伞

作为一个在医院里工作了多年的人来说，面对疾病多少有些麻木了，觉得病区里的患者来来去去、进进出出是甚为平常的一件事。

就在这浑浑噩噩的日子里，眼中却不期然地映入了一个患者，在了解了他的经历后，每当脑海中浮现出他和他嘴角边那一抹淡淡的微笑，就不禁让人慨叹：活着虽难，但是值得！

来我们科看病住院的患者多数是老年人，他们年纪大了，身体机能下降了，各个器官也老化了，自然就会出现各种问题。偶尔也会有年轻人和邻床的老大爷老奶奶生着同样的病，他们的面庞虽未经风霜，但内心早已饱受摧残，其中有一张淡漠阴郁的脸，便是本文主人公子晋。

子晋刚过而立之年，幼时失怙，由祖父母抚养长大。读书时，拮据的家境使他备受冷眼。好不容易成年，茕茕孑立，孤苦伶仃。进入社会后，他找到了一份稳定的工作，与一位清秀温柔的女性组成了家庭，有了一个可爱的孩子。他松了一口气，觉得老天总算待他不薄，终于否极泰来。

天有不测风云，有一天，他无意中发现自己的小便里有很多泡沫，从那以后，人也越来越没精神。于是他抽空来医院检查了一次，当化验报告单摆在他面前，医生轻轻地告诉他说他得了尿毒症时，他霎时感觉眼前一片漆黑，如同台风过境，又似泰山崩塌。

人的一生到底能够拥有多少时间？为什么有的人能够寿比南山，而有的人只能命如蜉蝣！人的一生到底会有多少运气？为什么有的人能够福如东海，而有的人只能薄似晨露！

子晋悄无生息地躺在病床上，如同一具没有生命的躯壳，任凭何人都无法将他从无尽的死寂中拖拽出来。没有了健康的身体，未来就好似镜中花水中月，他用无声来表达自己心中的愤懑。

都说最希望患者康复的是医务人员，完全没错，第一个察觉到子晋自绝于这个世界的就是每天和他打交道的床位护士。

床位护士个子不高，微微丰腴，她有着春风化雨的笑容，有着包容一切的大爱。她像照顾自己的亲人一样去照顾子晋，不厌其烦地主动和他搭话，从昨天食堂的饭菜是否可口，到今天天气挺好可以出去走走，等等，无话不说。有时候，她还给他讲笑话。

最初，不出意外，她没有收到来自子晋的任何回应，甚至连一个眼神都欠奉。可她一点都不气馁，寻思着作为一个已经是父亲的男人，他最关心的难道不是自己可爱的孩子吗？她不露痕迹地开始转移目标，以子晋的妻子作为切入点，和她谈孩子，孩子的身高体重、学习成绩、学校生活，就连早恋等问题都聊得热火朝天。

果不其然，病床边两位女人聊得火热的这些话题，渐渐吸引了子晋的注意力，把他从自我封闭的空间里慢慢释放了出来。他终于转过头来，开始注意她们的聊天内容，有时甚至会一脸认真地思索起来。这些反应更加激发了床位护士的热情，她转回目标，开始用是与否的问句来鼓励他回答。无论收到的是一个轻轻的摇头，还是一声犹疑的肯定，床位护士都会立即表扬他的进步。

与此同时，子晋的治疗走上了正轨，病情渐渐得到了控制，所有的一切似乎变得不再那么糟糕了。这时，床位护士注意到子晋的妻子经常以泡面来抵餐，方才得知他们家为了给子晋治病，经济已经到了捉襟见肘的地步。于是，她在自己帮助他们的同时，又建议他们在微信"轻松筹"平台上发布求助信息，让更多的好心人能够关注到子晋的现况。短短一个月时间，子晋就筹集到了一定数目的捐款，虽然不能彻底解决问题，但也总算能解燃眉之急了。

病情稳定了，子晋终于等到了出院的那一天。他收拾好东西经过护士站时，露出了一个久违的微笑，轻轻对床位护士和她的一众姐妹说："谢谢你们！"床位护士开心得呵呵笑了起来，说："守得云开见月明，回家要注意身体，多保重哦！"子晋轻轻地点了点头。

转眼两年多过去了，在此期间，子晋曾因各种原因多次住院，但每次都能以平和的心态来面对疾病，积极配合治疗和护理，和病区护士姐妹们建立了牢固的信任关系。

又逢一年花红时，子晋又来医院了。这一次他不是来住院的，而是专程拿了水果来感谢医务人员的，因为他的孩子考上了理想的学校。他笑着把水果分给了床位护士和她的姐妹们，他的笑发自内心。

子晋是许多个重病患者的缩影，他们怨怼而又感恩，怀疑自我而又接受现实。他们有些惶惶不可终日，有些惴惴不知所措，有些郁郁不得开颜，不知道悬挂在头顶上的那把达摩克利斯之剑什么时候会掉下来，活得沉重。

　　生了病难道就只能这样活着吗？显然不是！

　　每一个生命都是向死而生的，既然如此，那何不活得蓬勃茂盛呢？生而为人，来这世上走一遭，自然要好好地看看沿途的风景。即使是瓢泼的大雨、肆虐的狂风，又何尝不是一种震撼的极致体验。

　　作为医务工作者，我们就是患者手中的那把雨伞，即使不能完全抵挡风雨，至少也能让这路途变得轻松一些，让这路程变得更长一些，和每一个持伞者一起分享战胜狂风暴雨的快意，一起感受雨后芬芳的美意。

（十一病区　周悦娴）

生命的礼乐

一晃多年，我从一个懵懵懂懂的卫校毕业生到从事临床护理工作已有二十多年。一路走来，接触了形形色色的病患，他们或有喜、或有怒、或有哀、或有乐，令人五味杂陈，感触颇深。

犹记得刚参加工作时，不知有多少回，总能听到这样的评价声："护士不就是发发药打打针嘛。""啊呀，你一个小护士，懂什么，我要让医生跟我说。"诸如此类，不胜枚举。每当耳边听到病患这样的声音，我不禁对自己的工作产生怀疑。就在我彷徨时，发生了一件事，让我对自己的工作有了新的认识。

那时我刚参加工作没几年，正值夜班，巡视病房听到5床林阿姨所在的病房里传来轻轻的呜咽声。走进病房，果然是他，我轻声问："林阿姨，您怎么了？有没有什么不舒服？"

林阿姨看了我一眼，摇摇头，没有回答。我又问："林阿姨，您有事就说出来，闷在心里会影响病情的，这不利于您的身体康复。"

林阿姨又看了我一眼，欲言又止。我想了想，对林阿姨说：

"林阿姨，您看这样行不行？现在已经很晚了，其他病人都睡了，您现在一时半会儿也睡不着，这样吧，您到护士办公室来坐会儿，我和您聊聊天。"

林阿姨终于点头了。就这样，我俩坐到了护士站的办公桌前，我给林阿姨倒了杯水，又递上纸巾。林阿姨擦了擦眼泪，说了声"谢谢"。我没有急于去了解林阿姨到底有什么不开心的事，而是开始和她拉家常。

聊着聊着，林阿姨对我打开了话匣子："小徐啊，阿姨是个苦命人，自从生病后，花了家里不少钱，把原本给儿子娶媳妇的钱也用了不少，心里苦闷啊！"

我安慰道："林阿姨，您怎么会是命苦呢？您看，家里人为了给您看病不惜一切代价，说明他们都是爱您的，您是一个幸福的人哪！"

"可我给家里人添了多大的负担呀！"

"林阿姨，如果您怕给家里人添负担，就好好配合治疗，尽快看好病哦。"

"家里人赚钱不容易，我实在不忍心再花钱了。"

"林阿姨，您的毛病在好转了，只要坚持，相信不用多久就能康复的。"

"小徐，我怕把家里的积蓄看没了。"

"林阿姨，如果您现在放弃，那之前花的钱就打水漂了，更加得不偿失。等您把病看好了，您儿子、老公可以放心工作，您也可以做些零工补贴家用，很快就能攒到钱娶儿媳妇的。"

"是真的吗？小徐，我的病很快就能康复吗？"

"真的，如果您不相信我说的，等明天一早，我让床位医生或者主任和您说。"

"相信，我相信。小徐，和你聊了之后，我现在不那么郁闷了。"

"林阿姨，以后有不开心的事，千万别放在心里，一定要说出来。"

"好的，我记住了。"

又聊了一会儿，我把林阿姨送回了病房。没过多久，林阿姨就康复出院回家了。

这件微不足道的小事，我很快就忘了。可谁想，就在半年后，我正在办公桌前写护理记录，听到有人叫我，抬头一看竟是林阿姨。她一见到我，就迫不及待地走向我，亲热地拉着我的手说："小徐，我真想你。"

"林阿姨，您怎么来了？是哪里不舒服吗？"

"没有没有，我现在身体挺好的，儿子快要结婚了，今天正好进城买东西，就顺道来看看你和大家，谢谢你们之前的照顾。"

"真的呀？那要恭喜您了，祝您早日抱孙子。"

"谢谢，真要谢谢你啊。如果没有你当初的开导，我怎么能有今天呦。"

林阿姨一边说，一边拿出花生、红枣往我和同事的手里塞："这是一点小心意，不成敬意，大家多吃点。"

我看着手中的花生、红枣，看着林阿姨脸上洋溢着的幸福微笑，心里暖暖的，为自己从事的护理工作而感到自豪。

02

上面这样的事，大家都很开心，但更多的时候，我会承受来自患者的怒火。

随着岗位调动，我来到了急诊输液室工作。这是医院工作的一线，病员多，流动性大，护士与患者接触时间短，加之患者病情急，是护患矛盾发生的高危科室。

记得那是一个忙碌的下午，一位60来岁的大爷带着孙子来输液，我接待了他们。大爷从布包里将一个塑料袋递给我，告诉我今天是患儿第二天来输液，药是昨天配好的，已经输过一天了。我首先核对药单和药物，发现药物与药单不符，缺少了阿奇霉素针剂，于是就问大爷："大爷，您还有没有药没有拿出来？"

"没有了，昨天输完液拿回家后就没有动过，所有的药都在里面了。"

"大爷，您再看看，是不是有漏掉？"

"怎么回事啊？告诉你了，所有的药都放在袋子里了，出什么问题啊？"

"大爷，您给的药里少了一种药，您看看是不是落在布袋子里了？"

"怎么可能呢？药拿回去后就没有动过，是不是你们昨天弄错了，难怪我孙子昨天输完液回家后就一直不舒服，肯定是你们昨天弄错了！"大爷一边说着一边拍着桌子，指着我骂了起来："你们是怎么做事的，有没有责任心，如果是你的小孩，你会乱来吗？你们要负责任的，我要投诉，要见你们领导！"

我赶忙解释："大爷，我们都是核对后再输液的，不会乱来的。"

可大爷根本不听我解释，越骂越大声，越骂越难听。我一看形势不妙，连忙向护士长汇报。护士长赶到后，急忙安慰大爷，将患儿安置到观察病床上，联系儿科医生给患儿诊治。当儿科医生给患儿诊治需要查阅门诊病历时，大爷却在布袋子里发现了缺少的阿奇霉素针剂。当护士长将缺少的阿奇霉素针剂拿回来时，一瞬间，我的委屈转化成一股怒火"腾"的蹿了出来。

我冲到病床前，带着哽咽声对大爷控诉道："让您找一下您就是不找，非要无中生有，非要指着我骂，还骂得那么难听，您现在怎么不说话了？怎么不骂了？"

大爷自知理亏，羞愧地低下了头，护士长连忙将我拉回办公室，反复安慰我。

过了十来分钟，我渐渐平息了怒火，回头想想刚才自己的冲动，不管怎么说也不该指责大爷，他也是因为孙子生病急的。我走进病房，来到大爷跟前，说："大爷，刚才对不起，我不应该冲您发火。"

"小姑娘，刚才是我不好，我骂了你很多难听的话，应该我说对不起。"

"大爷，是我没有做好解释工作，导致您产生了误会。"

"小姑娘，我担心孙子，一着急话就说重了，你别放在心上啊。"

"没事的，大爷，我已经不生气了，刚才我也是过于冲动了，您别介意。"

"不会的。"

"大爷，刚才医生已经看过了，您孙子没什么大碍，可能是挂了阿奇霉素有点胃肠道反应，等会儿挂慢点，也让您孙子吃点东西，可以减少不良反应。如果您孙子有什么不舒服，您随时打铃叫我。"

"好的，谢谢你，小姑娘。"

类似的事情经常在急诊输液室发生，随着年龄的增长，工作经验的丰富，我越来越能理解患者及家属的心情，也越来越能控制自己的情绪了。

03

怒火固然令人烦躁，但医院雪白的墙壁仍然会很快抚平这种不良情绪，并且时刻提醒里面的人们，这是一个会让很多人感到哀伤的地方。

记得那是一个深夜，一个二十出头的年轻姑娘在同伴的陪伴下来看急诊。我一看，姑娘面色苍白，口唇紫绀，呼吸急促，大汗淋漓，多年临床经验告诉我，姑娘是发生了急性心衰。我立即通知急诊医生，将她安置在抢救室，开通静脉通路，吸氧，监护，遵医嘱给予强心、利尿、扩血管等药物。

这位姑娘如此年轻，可她的病情怎么会如此严重？通过对她同伴的询问，才了解到姑娘是从湖南来苏州打工的，一星期前感冒了，为了省钱，她没有用药治疗，认为自己年轻能扛过去。可谁曾想到，病情越来越严重，几天前就出现胸闷、气短、夜间不能平卧的情况，同伴们都劝她到医院看看，可她就是不愿花钱，去小诊所买了点药吃。一直拖到今晚，病情发生急剧恶化，这才被同伴送到了医院。

不出意外，姑娘是上呼吸道感染并发了病毒性心肌炎，导致急性心衰，这是十分危急的并发症，死亡率极高。我内心焦急万分，看着姑娘，看到她眼中求生的欲望，便立即全身心投入到抢救中去，试图挽救这个年轻的生命。可当我们将一切所能用到的急救药物、措施都用上后，她的临床症状、生命体征却没有得到一丝丝改善。看着她的眼神渐渐无光，身体从端坐呼吸逐渐瘫软到病床上，监护仪上心率、呼吸、血压等数值不断往下掉，仪器报警声响个不停，不管我与救治医生有多不甘心，可我们已回天乏力，年轻的生命走到了尽头。

整理好抢救室，书写完抢救记录，我久久不能平静。一个鲜活、年轻的生命，就这样在我的眼前消失了。如果她手中宽裕，如果她能在发生上呼吸道感染时就及时就医，如果她能在出现病情加重时就来看急诊，如果她能……可现实没有如果。

每每想起当时同伴悲恸的哭声，更难以想象她的亲人收到噩耗时会有多么悲痛。白发人送黑发人，多么残忍啊！我不由得在心中叹息，只希望人们的生活能越来越好，健康知识掌握得越来越多，这样的人间悲剧就能越来越少。

04

哀伤萦绕着医院，时间久了，便会让此中的人感到压抑难捱。

这时，快乐就如同迷雾中的道路、黑暗中的火把一般，使人坚定和温暖。

近几年，我一直在内分泌、肾内科工作，作为慢性病科室，接触的多为中老年患者，有些病患住院次数多了，就逐渐成了朋友。

金根就是其中一员。他姓张，是一名糖尿病患者，已有十多年病龄，虽然患病时间长，可他心态很好，是一个开朗、乐观的人。每次住院，都与病友处得和和睦睦，还能协助护士对其他糖尿病患者进行健康宣教，我常跟他开玩笑，应该给他颁一个健康讲师证。

金根是个舞蹈爱好者，如果没事的话，几乎每天下午都会溜出去跳舞，让床位护士爱也不是恨也不是。有一天，床位护士跑来跟我说："护士长，5床、7床、11床都不在病房里，不知道去哪儿了，电话也没有打通。"我一听，怎么会几个人同时都不见了呢，于是我问道："他们有没有和医生请过假？"

"我问了，没有。"

"那你有没有问问其他人，他们是一起出去的吗？"

"我问了，病人说不知道，没注意。"

我想了想，说："金根喜欢跳舞的，他会不会把其他两个人一起带去了？"

小护士连忙点头："有可能哦。"

"那再打电话联系看看，如果还没回音，我要汇报主任了。"

正说着，另一名护士跑来说："金根回电了，他和其他两个人去跳舞了。"

我赶紧说："让他们赶快回来，谁允许他们擅自外出的！万一出点事谁负责！"

半小时后，金根带着两人回到了病房，一看见我就打哈哈："护士长，出去跳个舞，不要大惊小怪，搞得我好像拐卖人口一样。"

我气不打一处来："金根，你也算是老病人了，医院的规章制度还不清楚，外出前至少打个招呼，请个假嘛！"

"护士长，这次算我错，下回肯定先向你请假。"

"金根，跳舞是好事，可以帮助你降血糖，但是你随随便便把其他病人带出去，万一发生点什么事，你担不起这个责任，我也担不起。"

"哦呦，护士长，你不要说得这么严重嘛。"

另外两人也一起求情："护士长，你不要怪金根，是我俩让他带我们去的。"

我语重心长地说："我知道你们愿意活动是好事，可住院期间尽量在医院内活动，有什么事医生护士都在。金根，任何事不怕一万就怕万一，我知道你是好心，可就怕好心办坏事，万一出点啥事，大家都不开心的。"

"护士长，我知道了，没有下回了。"

"金根，你要说到做到，千万不要再犯错了。"

"护士长，你相信我。"

"唉！还真不放心。"

"护士长，你不要皱眉头了，你一皱眉头，就不漂亮了。看你这么漂亮，应该多笑笑。"金根转过头，"你们说是不是啊？"

大家齐声说道："对对对，护士长，你就别生气了啊。"

我看着他们，年龄已经不小了，但又像孩子般纯真，不觉好气又好笑，"噗嗤"一声笑了出来。

　　"护士长笑了，护士长笑了。"金根像个孩子般欢呼起来。

　　"好了好了，赶快回病房，过会儿要测血糖了。"

　　呼啦一声，大家都回到各自的病房里。看着他们的背影，觉得他们是如此可爱，又如此率真，我心中不禁感慨万分。曾经我们是陌生人，通过疾病我们联系在了一起，不知不觉中我们成了朋友，甚至成了亲人，愿你们平安顺遂，快乐一生！

　　漫漫人生路，悠悠护理心。这样的喜怒哀乐，伴随着我细碎的脚步和舞动的白衣裳，从过去、现在到将来，共同谱写出一曲永恒不灭的生命华尔兹，不断地激荡、回响。

（十一病区　徐娇瑾）

等你来看油菜花

每年的三月份是油菜花盛开的季节，漫山遍野的油菜花在春风里昂首怒放，金灿灿、黄澄澄的，大地像铺上了一望无际的金地毯一样，浩浩荡荡，波澜壮阔，犹如千军万马，而更令人佩服的是它们那种努力向着阳光绽放的样子，美丽极了！

我是吴中人民医院妇科的一名护士，被称为白衣天使，救死扶伤是我的使命，每天面对着生老病死更是家常便饭，时间长了，仿佛对一切都已经漠然了。

但是，有这么一位姑娘却深深地印在我的脑海里，挥之不去，她的笑容如阳光般灿烂，她的坚韧如磐石般不屈。突如其来的人生变故，让她开始了与病魔的抗争，在这场没有硝烟的战斗中，她正如那金灿灿的油菜花般努力，积极地活着，向着太阳绽放。

她这么年轻，却出现了一些不好的症状，门诊医生看过怀疑她患了妇科恶性肿瘤，于是她被收住院了。入院的时候，我们惊讶于她的清纯，更惊讶于她的乐观与阳光。看得出来，这是一个有着灿烂梦想的姑娘。

住院几天以后，在完善了各种必要的实验室和辅助检查后，她被诊断为子宫内膜癌。这是女性最常见的生殖系统恶性肿瘤之一，是导致死亡的常见妇科恶性肿瘤，死亡率排名第三。

她立即被安排手术。躺在冰冷的手术台上，她期待通过手术能将肿瘤彻底切除。家人焦急地守候在手术室的大门外，期待着好消息能从令人恐怖的手术室里传出来。

术后从苏醒的那一刻起，她就笑着说："我厉害吧，一点儿也不痛。"其实，她从家人的表情中早已看出了端倪，手术结果应该不会理想。果然，术后病理检查证实她患了子宫内膜癌，而且已是晚期。但是，她坚强地接受了这个残酷的事实，并且微笑着安慰身旁的亲人说："没事的，看我手术后恢复得多快呀，我会很快好起来的。"

随后，她仍然和家人、医护人员有说有笑的，仿佛没事的人一样，连同一病房里的患者都被她深深地感染了。只要她在病房里，病房里就荡漾着和煦的春风，其他病人也开始变得温文尔雅了，与医生护士沟通的时候也都是感谢连连……我想，大家的内心都是柔软的，她的阳光灿烂已经触碰到了我们内心深处最柔软的地方了。

随后的日子，上化疗。我们都知道，化疗对病人来说不仅是身体外形上的改变，还要承受化疗时的各种煎熬和痛苦。可是这些，她都默默地面对了，从头到尾都没有哀怨，没有放弃。

然而，虽然大剂量的抗癌药物注入了她那娇柔的血管，但是那个疯狂的癌症种子很快又生根、发芽、无限制地生长。化疗的疗程从六次增加到了九次，但是期待中的结局始终没有出现。

化疗间歇，她回家去了，可没过多久她又来了。这次来住院，却不是因为化疗的时间到了，而是因为她的腹水越来越多。她说自己发现肚子越来越大了，感觉肚子也越来越胀了，直至吃不下任何东西了。我们知道她快不行了，但面对死神，我们也无能为力，泪水一直在我们的眼眶里打转。

为了减轻她的痛苦，我们只好每天给她放腹水来减轻腹胀。这一天又轮到我上夜班，我悄悄去看她，轻轻将门推开一条缝，却发现她一个人正在抹眼泪。这是我第一次看到她流泪，与往日那个乐观阳光的姑娘判若两人。一时间，我的心里难受极了，心底里升起一股无可奈何、不知道该说些什么的痛。我轻轻将门拉上，悄悄退了回来。

第二天早上，我又看到她和家人有说有笑。这时候，她发现了站在门口的我，亲热地把我叫到床边对我说："我家门口有一大片油菜地，还有自己亲手种的各种蔬菜，等到来年三月的时候，我请你们科室所有的人都到我家里来做客，来看我家门口的油菜花，超级漂亮，每年都会有很多人来欣赏。"当时她还执意留下了我的手机号，信誓旦旦地说就这么约定了，不准不来！

后来，医院安排我去上级医院进修，于是我有很长一段时间没有再看到她。第二年三月，我进修结束回到医院，这时的油菜花应该是开得最灿烂的时候了，我想起了她和我的约定。可是，当我听同事说她甚至没有撑到来年的时候，我鼻子一酸，终于忍不住哭了起来。抬起头来的时候，看到很多人也和我一样在抹眼泪。虽然我们已经尽力了，但我们心里依然十分内疚，十分沉重。

三月的油菜花在阳光的照耀下金黄灿烂，让人看着心里暖暖的。每当看见这般景象，我都不禁想到她，仿佛那富有生机的颜色下会映衬出她的笑脸。

人只有经历过了风雨才会成熟，她面对绝症时的那种坚强，时时都在感动着我、鼓舞着我，每当工作中遇到困难或生活中碰到不如意，她的那句"没事的"总能让我坚强地面对困难而不退缩，享受阳光下的那份金黄所带给我的力量。

（十三病区　刘翠翠）

愿你的天堂没有病痛

一晃眼，秦阿姨去世已经有一年了，可是她在我们病区一年多的住院经历，却在我的脑海里挥之不去。

初识秦阿姨，是在四年前。那是一个周三的上午，我在门诊进行 PICC 换药。那天 PICC 门诊进来了母女两人，简单询问后得知是女儿要换药，妈妈陪同。妈妈陪女儿来换药，再正常不过了，我也没多问，小心地替女儿换好药，母女俩谢着离开了，我也没再把她们放在心上。

隔了几周的一个上午，又轮到我在门诊进行 PICC 换药了。这一次，走进 PICC 门诊的是女儿一个人，我想该是她妈妈有事不能陪她来吧，这也很正常。我在给她换药的时候，随口和她说了一句："你妈妈今天一定有事吧，不然的话她不会不陪你来换药的。"

女儿听了我的话后，眼圈一下子红了，说她妈妈生病住院，不能陪自己来换药了。我愣了一下，问道："上次来的时候看你妈妈还蛮好的，怎么就生病了？一定是得了什么急性病吧？"

"妈妈得的是肝癌！"

"什么？肝癌！"我惊呆了。要知道，她看上去才50岁出头，这个可怕的恶疾突然落在她的身上，这要她承受多大的痛苦和重压啊！

我不敢想下去了。给女儿换好药后，看她走出 PICC 门诊，一拐弯不见了踪影，而我的思绪却依然在她们母女身上，十分沉重。

此后，由于病区工作太忙，我没有再去 PICC 门诊，很长一段时间也没有再遇到她们母女俩。

2017 年 9 月的一天，我正在护士站忙碌着，突然看见两个身影有点熟悉，仔细一看，竟是她们母女，只是母亲一下子苍老了许多，很瘦，显得十分疲惫。

我赶紧放下手中的活接待她们，这次是女儿陪母亲来住院了。

母亲姓秦，我叫她秦阿姨，这次入院诊断是"原发性肝癌术后伴骨、肝包膜下、大网膜、肺多发转移，介入治疗后Ⅳ期，慢性乙型肝炎，高血压病"。

原来，一年前秦阿姨查出肝癌后，在上海做了肝癌切除术，术后已经做了肝动脉治疗六次，碘离子植入两次，靶向治疗半年。秦阿姨在外院尝试了治疗肝癌的几乎所有手段，现在又广泛性转移了。

我心中明白，留给秦阿姨的时间不会太多了。

秦阿姨入院时发热、便血，给予对症处理后情况有所好转。征求她的意见后，开始给予 MFOLFOX6 方案姑息化疗。姑息化疗已经上了好几天了，我发现除了女儿有时来陪一会儿妈妈外，再没见过其他人来陪护秦阿姨。

我对女儿说："你妈妈情况不好，来日不多了，最好让你爸爸多来陪陪妈妈，你自己的身体也要多保重，不要太累了。"

她低着头，静默了片刻，轻声说父母几年前离异了，爸爸现在已经有了新家庭，来不了。

听了这话，我心里不是滋味，可也没有办法。

后来，我和秦阿姨商量，让她请个陪护照顾她。她为难地说，自从自己生病后，家里所有的积蓄都花完了，已经没钱请护工了。

秦阿姨太不幸了！看着她消瘦的身子和痛苦的面容，我十分难过。我把秦阿姨的情况和同事们说了一下，大家都非常同情她。床位护士每天都会多次巡查秦阿姨的房间，有时轻轻地走进去，只是看看她，想看看她有没有需求。如果发现她在安睡，便安静地退出来；如果发现她皱着眉头，便主动问她是不是疼痛加重了；如果女儿不在的时候，便主动为她端水，扶她上厕所……

姑息化疗期间，秦阿姨总体情况还算可以，便血、疼痛、尿路感染、骨髓抑制等情况都得到了及时的治疗。四周期化疗结束后行全面检查，结果却不理想：PD（疾病进展）。秦阿姨得知姑息化疗的结果后，情绪跌到了最低点。她躺在床上，紧闭着眼睛，一动不动。

看着她躺在床上死了一般的模样，我知道她的内心其实是极不平静的。她是多么不甘，要承受大山般的重压，换了别人，或许早就崩溃了。接下来几天下班后，我都没有马上回家，而是坐在她的床边陪她一会儿，虽然时间不长、话也不多，但我感觉她的心灵还是得到了一丝安慰。

几天之后，秦阿姨又振作了一点儿，希望能再尝试一下其他治疗。医生评估后，建议秦阿姨做相应的检测后，用 PD-1 免疫抑制剂联合艾坦靶向治疗。秦阿姨接受了这个建议，但她决定直接治疗，不做检测。

PD-1免疫抑制剂刚进入国内，价格是以万元计算的，十分昂贵，经济极其困难的秦阿姨能承受吗？秦阿姨告诉我们，经过商量，前夫出钱买下了家里唯一的那套房子，她现在是在用卖房子的钱给自己做治疗。她说她舍不得女儿，为了女儿自己要多活几天，尽量多陪女儿一段时间。她所有的坚持都是为了女儿，虽然房子卖给了前夫，但不影响女儿居住，只是对她来说，从此再没有回家的机会了，唉……

免疫抑制治疗持续了二十一个周期，秦阿姨的身体还是没有好转，尿路感染时好时坏，有时会出现便血，有时又出现肝功能损害，骨髓抑制也时而出现。由于秦阿姨后期疼痛加重，再加上严重的腹胀，她的身体越来越虚弱，进食越来越少，低钾血症、低蛋白血症等相继而来。

终于，秦阿姨连走路都困难了，只能整日躺在床上。女儿隔三岔五来看妈妈，我每天都要去陪她一会儿，但看见她无比痛苦的样子，常常连安慰的话都不知怎么对她讲，总是默默待一会儿，然后静静地离去。

2019年3月的最后一天，秦阿姨突然出现腹部爆发痛，血压急剧下降，我们虽全力抢救，但她还是走了。当时的情景很凄惨，只有女儿陪在她的身边。我们都沉默着，帮女儿给秦阿姨擦干净身子，为秦阿姨换好衣服。

第二天上班，病区里少了秦阿姨，所有的人都默默不语。我知道，大家都很沉重，大家的心里也都在说：秦阿姨，一路走好，希望天堂里没有病痛。

（十八病区　叶建英）

他一脸郑重，吩咐我他所担心的事

手机突然震动了起来，我一看屏幕，跳出来的是朱老师的名字。

朱老师是一名高知，生活在繁华的大上海，是我父亲的一个朋友。由于正在开会，我没有理会。可是，短短几分钟的时间，手机反复震动了几次，我担心朱老师有什么急事，便拿起手机走出了会议室。

接通手机，我刚说了声"朱老师——"，那一头的声音便急促地传了过来。

"王院长，你在开会吧？不好意思，打扰你了。你明天不出差吧？我这阵子身体情况非常糟糕，估计是得了很严重的肠癌了，我要来你们医院彻底检查一下，好好做一个治疗，麻烦你帮我安排一下，我明天一早就赶过来。"

"喂，朱老师，你怎么了？你平时不是一直很好吗，之前也没听说你身体不舒服，怎么突然就得了很重的病了呢？"

"唉，我最近这几个月身体一直不好，这段时间越来越严重了。"

"这么严重啊，那要好好查一下了。对了，你在上海的医院里看过了吧，医生怎么说？"

"还没看过呢，那里没有熟悉的人，我信不过他们。你在医院里做院长，所以我要来找你看。明天一早我就坐高铁到苏州，然后就到你们医院，一切等我到了医院再说。"

朱老师到底怎么了？

我还想再问，那头说了声"明天见"就匆匆挂机了。

朱老师在上海的高校里当老师，桃李满天下，已经退休好多年了。他有一个儿子在澳洲待了二十多年，两个孙子都已经在澳洲工作了。前几年爱人去世后，儿子让他到澳洲去和他们一起生活，可他过不惯，没几个月就回来了。这几年，他一直一个人生活在上海。

第二天我刚到医院，手机铃声就急促地响了起来，我知道一定是朱老师。果不其然，接通手机，只听他说："王院长，我已经到你们医院了，你的办公室在哪里？我马上过来。"

"朱老师，你在门诊大厅等我，我来接你。"

不等朱老师回答，我迅速挂断了手机，匆匆坐电梯到一楼，来到门诊大厅。

果然，朱老师正站在拥挤的门诊大厅里翘首探望，一见到我，立即迎了上来。我把他带到办公室后，仔细打量他，看他很疲惫的样子，估计昨夜没睡好觉。

我让朱老师坐下慢慢讲。朱老师坐定后，立即一脸惊恐地对我讲了起来。

原来，半年前他们学校一位姓刘的退休老教授在检查身体时发现患了结肠癌，而且已经是晚期了，被送到市里大医院治疗，可是手术以后接受化疗的大半年时间里，病情居然越来越重，一个月前不幸去世了。

在刘教授住院治疗期间，朱老师去看过他几次，听他讲这里不舒服、那里不舒服。朱老师发现刘教授说的那些症状他好像都有，令他十分不安与恐惧，从此饭也吃不下，觉更睡不踏实了，只觉得自己也得了和刘教授一样的绝症，也不敢对远在澳洲的儿子讲，怕他为自己担心。

朱老师侃侃而谈，尽情地表达自己内心的忧虑，我可以感受到他的紧张、恐惧与对疾病严重性的猜想。其实，听了朱老师的这段话后，我倒是已经明白了几分，也放心不少。

"朱老师，您别急，您说最近肚子总是不舒服，究竟怎么个不舒服法？"

"老刘说他腹胀，我也感觉腹胀；老刘说他半夜里腹部作痛甚至痛到了背上，最近我的背上也常常作痛……近两个月来我整夜失眠，夜深人静的时候总在想，我的肠子里一定长了肿瘤，而且肯定是晚期了，估计手术也不一定能切掉了，唉——"

望着朱老师焦虑不安的脸庞，我安慰了他几句，问道："朱老师，既然你身体不舒服，而且感觉还很严重，你还是应该在上海的医院里先检查一下的呀。"

朱老师说："是的，我也想去看一下，可是没有熟人，找不到好医生，而且查出问题后也不会对我说实话的。你在这里做院长，我只能舍近求远到苏州来找你了，只有找到了你，我才能放下心来。"

朱老师的心情，我非常理解。我又安慰了他几句，说："朱老师，您先别急，我已经知道您的情况了，现在就带您到消化内科去找主任看一下，让主任给你好好查一下，看看究竟是什么问题。"

"好的好的。"朱老师说。

来到消化内科，找到了主任，我简单向主任讲了一下朱老师的情况，主任又详细向朱老师询问了一遍病情，随后让他躺在检查床上，给他做了一个仔细的体格检查，查下来除了脐周有点轻微的压痛外，其他没有发现什么。

随后，主任让朱老师查了血常规、表面抗原和心电图，又给他开了处方，是清洁肠道用的甘露醇，向他详细讲解了甘露醇的口服方法，然后让朱老师明天一早来内镜中心做无痛肠镜。整个过程，我全程陪同，朱老师非常感激，焦虑的情绪开始趋向于平静。

我让朱老师在医院附近的宾馆住下，下午下班后又去宾馆客房看望了他，再一次安慰他，指导他如何服用甘露醇。临别，朱老师送我到门口，嘴上不说什么，但看得出来他的眼神是复杂的。

"朱老师，您不用担心，今晚按主任的吩咐服用甘露醇，把肠道清理干净，明天我全程陪您做检查，放心吧。"

"好的好的，有你在我就放心了。"

第二天早上一交完班，我就陪朱老师进了内镜室，主任已经做好了检查前准备。这时，朱老师对我说："王院长，你亲自带我到消化内科找主任，主任亲自给我看病，现在又亲自给我做肠镜，你又全程陪在我身边，我真是感激，而且一点也不害怕了。"

"朱老师，您别多想了，放心做肠镜便是。这是无痛肠镜，整个过程你就安静地睡一觉，做个好梦，不会有任何不适的。而且，我全程在这里陪着您，您放宽心！"我低声对朱老师说。

朱老师点着头，突然，他的双手紧紧握住了我的手，脸上的表情一下子又变得十分严肃。

"王院长，我还有十分要紧的话要对你说。"

看着朱老师无比严肃的表情，心中还没来得及想是什么情况，朱老师已经开始向我作一系列的交代了。

"王院长，我不知道肠镜检查下来会是怎样的情况，一切都很难说。如果检查下来发现我的病情已经非常严重，甚至已经到了下不了检查床的地步，那么该送手术室做手术就送手术室做手术，一切由你决定，到时请你帮我签字，我就全权委托你了！"

朱老师此刻的心情竟然如此紧张与复杂，倒令我吃惊不小，甚至有一点震惊。确实，有许多像朱老师一样的老人，他们孤身一人没有子女陪伴，医学知识又很匮乏，得到的不过是道听途说或者是网上的碎片化信息，加上自己的臆想，就变得极度紧张，好像天马上就要塌了。

将心比心，我们应该理解这种心态。作为医务人员，我们要多学一点心理学，能够在诊治患者的过程中及时了解他们的心理变化，从而用心与他们沟通，把他们当作自己的亲人去解释和安慰，努力为他们减轻压力。

于是，我用双手紧紧握住了朱老师紧张得有点颤抖的手，用鼓励的眼神看着他，安慰道："朱老师，您不要太担心，主任已经和我交换过意见了，根据他的经验，您可能会有一些小问题，但不会有大问题的。如果检查过程中发现一些小问题的话，主任会在检查的同时帮您解决的，所以您一定要放下思想包袱，放宽自己的心。您看，麻醉师马上就要给您推药了，您就安心睡一觉吧，等您一觉醒来，一切都已经好了。"

朱老师十分信任我，脸上紧张而严肃的神情变得轻松了一些。我松开他的手时，明显感觉他的手已经不抖了。我扶他轻轻地躺下，麻醉师开始慢慢地推丙泊酚，朱老师立即睡着了。主任非常顺利地给朱老师做了纤维肠镜，发现肠道内有三个直径 4 ~ 6 mm 的良性息肉，在内镜下直接摘除了。

检查与镜下治疗结束后，朱老师很快就醒过来了。他休息了一会儿，那双望着我的眼睛充满了渴望。当我把检查结果和镜下治疗的情况告诉他后，他无比高兴，眼眶居然湿润了。

朱老师回宾馆休息了半天，下午三点多的时候，他要回上海。我请了一会儿假，专程去宾馆送他。这会儿，他的情绪非常好，特别开心，仿佛中了大奖一样。我把他送到地铁口，然后与他道别。我们用力地握手，彼此点头，表明我们刚刚一起完成了一件极为重要的事情。他转身的瞬间，阳光洒在他的身上，显得特别温暖，仿佛这世界上根本就不存在病痛，像这样的温暖时光会永远持续下去。而我也确信，这会儿，一定是他最近这几个月里最快乐的一刻。

（院部　王平）

停留在最美花季的生命，给了我生命的思考

清晰地记得，2018 年 10 月 28 日，那是一个秋高气爽、阳光明媚的周日，也是我进入行政工作后的第一个总值班。由于没有经验，有点小小的紧张。我一早就来到了医院，和昨晚的总值班交接好工作后就来到了院部办公室，打开电脑开始修改新闻稿。

时间慢慢地流淌着，啥事也没有，我内心窃喜，行政总值班挺简单的嘛，就这么静静地待在办公室里，等修改完稿子就可以玩玩手机了，呵呵呵。

突然，"叮铃铃……"，值班电话铃声响起，打破了原本轻松又安静的氛围。接通后，我很礼貌地说："喂，你……"

还没等我说完，对方就很着急地说："你好，是今天的总值班吗？我是骨科的孙主任，现在正在急诊科的抢救室里，120 救护车送来了一个严重车祸的病人，需要紧急抢救，你快来急诊这边指挥一下吧。"

话音刚落，电话就"啪"的一声挂断了，可以感知孙主任那头的紧急。说实话，接到这个电话后我的脑袋"嗡"的一声响起，刹那间就变成了一团乱麻。我是学药出身的，之前一直在药房工作，

236

才踏上行政岗位，对临床抢救一窍不通，现在突然面对这个紧急情况，该如何是好？

我想，先到现场去看看病人的情况吧，然后再和孙主任商量一下怎么办。打定主意，我立即抓起总值班手机，快步跑向电梯，从行政十七楼坐电梯到一楼，快步向急诊科冲去。

当我喘着气推开急诊科抢救室大门时，映入眼帘的是一个终身难忘的景象：一个年轻姑娘正躺在抢救床上，面色苍白得像一张白纸，极度痛苦的表情，迷迷糊糊地在呻吟，依稀听得见"救救我……"这几个字。此情此景，吓了我一跳。

此刻，孙主任和几个护士正围在抢救床的四周，紧张地抢救着姑娘，补液开通了两路，并已经在输血了。孙主任见我进来，用很惊讶的语气问："你就是今天的行政总值班小陆？"

我点点头，"是的！"

孙主任知道我之前在药房工作，没有临床一线工作的经历，便对我说："小陆，你没有组织过抢救吧？这样吧，你赶紧去打电话，让相关科室的主任都来急诊科参加抢救。这个病人是极其严重的车祸，一条大腿被大卡车碾压得几乎断离了，血一直在往外流，根本就止不住，随时都有死亡的危险，转院也来不及了，只有调动全院专家一起来抢救了。"

孙主任掀开盖在姑娘身上的被子，我看到了她的伤势，一瞬间，我整个人都彻底惊呆了。只见姑娘右侧大腿被碾压得血肉模糊，几乎与身体分离了，盆腔内的脏器也裸露了一部分出来，有些已经破裂了，血正触目惊心地往外冒，虽然换了一块又一块止血纱布，可根本就止不住。

由于是周末，好几个主任都休息在家，但他们一接到电话，都二话不说，立即以最快的速度往医院赶。大内科、大外科、心内科、普外科、泌尿科和妇科的主任们齐聚在一起，组成了一个临时抢救小组，竭力抢救这位姑娘。救治过程中，连在姑娘身上的监护设备不停地发出刺耳的报警声，为抢救现场增添了几分紧张。

就在我们全力抢救姑娘的时候，接到报警的警察也赶到了，立即向陪同人员了解情况。据姑娘的一名朋友说，姑娘在红庄那边的电子厂上班，今天早晨下夜班骑车过马路时与大卡车发生了碰擦，导致了悲剧的发生。

由于情况紧急，当下必须立即联系到姑娘的家人，而此刻姑娘已经陷入昏迷状态。我们只能在姑娘沾满鲜血的手机里寻找，终于找到了她妈妈的微信。我立即拨通了视频，向她妈妈简要说明了当下的情况，希望她赶紧和家里人一起买车票赶到苏州来。

视频那头妈妈知道女儿突遭车祸，非常焦急，眼里瞬间就涌出泪来。我见状，鼻子酸酸的，想想身为人母，突然接到远方传来这样的讯息，怎不令她心碎！但是，我也没有什么好的办法，只能通过手机视频多安慰她几句。

临近中午，抢救已经持续了几个小时，我和姑娘的同事、朋友们都默默地为她祈祷，期待奇迹发生。从她朋友那里得知，姑娘今年才21岁，山东人，电话那头的妈妈其实是她养母，她从小被亲生父母遗弃，是养父母把她当亲身女儿一样抚养长大。她上个月刚来苏州上班，不料就发生了这样的惨剧。

听完介绍，我心里实在太难过了。这位花儿一样的姑娘，从小就被亲人遗弃，幸运的是养父母给了她亲人般的爱。花季时节，她带着美好的憧憬来到有着人间天堂之称的苏州打工，畅想着灿烂的明天，可是……

时间过得很快，到了中午时分，我一上午的行政总值班也结束了。此时，姑娘的状况没有好转的迹象，正处在极度危险之中。我到急诊抢救室里又去看了她一眼，但见她毫无知觉地躺在抢救床上，浑身插满了管子，监护仪仍然不停地报着警，从各位主任严峻的面色上可以得知，姑娘重生的机会微乎其微。

中午下班回家的路上，我耳边一直回响着姑娘"救救我"的凄惨叫声。多么希望上天能眷顾这个可怜的姑娘，等我明天来上班时能听到她被抢救过来的消息，能看到她妈妈赶到医院精心照顾她的场景。

我期待着，为姑娘祈祷着。

第二天早上，刚到医院就听说昨天早上那个车祸的姑娘，终因伤势太重抢救无效死亡。虽然我已经料到会是这个结果，但我还是不愿意相信。

接下来的一整天，我的心情都是阴沉的，一直在为离去的姑娘伤心。生命脆弱，人生的祸福哀乐往往是无法掌控的，但我还是希望时间可以倒流，那个卡车司机拐弯的时候慢一点，多留意一下行人；姑娘上完夜班后，稍微再晚片刻下班；医疗技术足够先进，能够及时止血、修补破裂的脏器、有效维护生命体征，可以起死回生……可是时间无法倒流，姑娘的生命永远定格在了最美的花季！想想养育她的父母，赶到苏州时与爱女已阴阳两隔，那两个年迈而善良的人啊，怎么能够承受得了……

整整一天，我很自责，只为没能挽救姑娘的生命。由于医学技术的局限，尽管我们全力以赴，但终究有一些患者的生命最终无法挽回，就像这位姑娘，作为医者，每当这时，我们的心情总是沉重的。

这次总值班的经历让我明白，生命太脆弱了，随时都可能遭遇死亡，而死亡不仅是患者面对、家属面对的，同时也是我们医者面对的。作为医者，我们要牢记"健康所系、性命相托"的誓言，努力学习，不断提高，用尽我们一辈子的时间，去为自己积累挽救患者生命的力量！

（院办　陆晓庆）

心灵的捷径

高尔基说过，如果人们不会互相理解，那么他们怎么能学会默默地互相尊重呢？

我是院办最年轻的工作人员，参加工作时间不长。在院办这个行政科室，与患者直接接触的机会不多，而要说接触得最多的，就是来自患者的投诉了。

不久前一个周末的下午，轮到我行政总值班。因为是周末，所以整个行政十七楼就我一个人，周围安静得好像时间停滞了一样。这时，一个突然响起的电话铃声将这种安静彻底击碎了。

"总值班，我是门诊服务台，我们这边有个患者对口腔科医生有意见，要向医院投诉。"

平时我也常接到投诉电话，通常都是通知医务科派人去处理，但今天是周末，医务科的人都休息了，这个投诉只能由我亲自去处理了。于是，我硬着头皮答道："好的，你们先安抚好患者，我马上就下来处理。"

虽然以前也接待过投诉患者，但都是跟着我们主任一起处理的，我至今还没有独立处理过患者的投诉，所以有点忐忑，不知道如何去面对一个正在气头上的患者。

匆匆从办公室出来，坐电梯下楼的间隙，我在想自己见了投诉的患者该怎么说话。

我觉得我要表现出自己的善意和同情心，同时要让患者尽情地讲，我耐心地倾听。如果患者投诉的问题确实是我们没有做好而引起的，我们就要虚心接受批评，立即改正。如果患者投诉的问题是因为误解引起的，就要耐心与其沟通，争取消除误解。

来到门诊服务台，服务台护士正在安慰一名中年男子，只见他一只手捂着右边的腮帮，另一只手拿着病历本和发票，眉头紧皱，牙关紧咬，一副怨气冲天的样子。

服务台护士见我来了，给我使了一个眼神。我上前一步，微笑着对中年男子说："您好，我是今天的总值班，负责处理各种投诉，请问您有什么问题要反映？"

中年男子冷冷地看着我，看得出来，他对前来处理纠纷的竟然是一个小年轻而感到意外。不过，他应该立即认可我的身份了，因为他对我说话了。

"你就是总值班啊，那我就对你说了。"

"好，别急，慢慢说，我仔细听着。"

"上周我牙痛得厉害，来你们口腔科看牙，你们医生非要让我把牙拔了。我想拔了不痛的话就拔了吧，结果牙倒是拔了，可痛却没消除，到现在我又痛了一个星期，连话都不怎么能说了，我认为你们医生是有问题的。还有，我住的地方离你们医院很远，过来一趟很不容易，我这么远赶过来，只是看个牙痛，却被你们医生把牙拔了，而且还被你们弄得越来越痛了，我要讨个说法……"

我真诚地看着他，静静地听他讲，耐心听他投诉，不去打断他，让他尽情宣泄心中的不满。待他终于停止了抱怨，看我怎么讲的时候，我才开口了。

　　"好的，您讲的我都知道了，这一个星期让您受苦了。都说牙痛不是病，痛起来痛死人，我也牙痛过，有切身的体会，所以我非常理解您的痛苦，更理解您此刻的心情。"

　　"就是啊，这痛只有痛在自己的身上，才能知道是多么的痛苦。"

　　"我十分理解您，同情您。我觉得现在我们最首要的问题，应该是尽早解除您的痛，让您能够舒服一点。这样吧，我亲自带您去口腔科，让医生帮你好好看看，让您尽早恢复过来，好吗？"

　　中年男子见我这么真心地帮助他，气似乎消除了一点，点头说："好吧，我跟你走。"

　　就这样，我把中年男子带到口腔科，将他的情况向当班医生详细做了汇报。当班医生又耐心询问了中年男子一些情况，仔细给他做了口腔检查。随后当班医生告诉他说，当时他的龋齿由于坏得太厉害了已经不能再修补了，所以那天的接诊医生选择了给他拔牙，拔了牙还这么痛，是拔完牙后的炎性反应所致，现在最要紧的是消炎和止痛，只要炎症控制了，就不会再痛了。而且，等过些日子可以来装个牙，这样就不会影响咀嚼了。

　　当班医生解释得很详细，可中年男子却坚持说是上一个医生拔牙出了问题，一时间竟僵持不下，我在一旁很着急，这可怎么办呢？

　　这时，当班医生并不像我这么着急，而是继续耐心地向中年

243

男子解释，并从抽屉里拿出一本书，将书翻开来，指着上面的文字对他说："这本《健康，从齿开始》的书，是我们自己编的。你看，这上面讲到了'拔牙可能出现哪些问题？''拔牙后疼痛肿胀是正常现象吗？''拔牙后在饮食方面要注意什么？''拔牙后什么时候可以刷牙、嗽口？'……这本书是我们专门为患者写的，用来帮助患者了解一些牙齿保健的相关知识。你拔牙后出现了疼痛，是什么原因，这里面都提到了，现在我把这本书送给你，希望能对你以及你的家人有所帮助。"

中年男子将书接了过去。当班医生接着说："这样吧，现在我给你开一点消炎药和止痛药，吃完药后你再来复诊。回去后吃几天粥，不要吃辛辣滚烫的食物，刷牙的动作要轻柔，不能因为怕痛而不刷牙，因为保持口腔卫生对控制炎症非常重要。现在你把的手机号码告诉我，我来打你的手机，然后你存一下我的号码，回去后有什么情况的话，随时打我手机。"

看到当班医生这么真诚地为自己看病，中年男子的神情温和了很多，他不再固执己见，立即说出了自己的手机号码，待当班医生按他报的号码打过来后，他非常认真地将当班医生的手机号码存了下来。

"医生，谢谢你，我听你的。总值班，也谢谢你，陪了我这么长时间，帮我解决问题。书我拿走了，回去认真地看。我下去配药了，回去后我一定按照你们的叮嘱去做，谢谢你们。"

从一肚子的气来投诉，到向我们说出"谢谢"两字，这剧情的翻转令我感慨万分。我非常钦佩当班医生的耐心、爱心和对患者的关心，他是理解患者的，知其痛苦，从内心深处去帮他解除病痛，所以他最后赢得了患者的信任和尊重。这次经历让我明白，处理纠纷没有其他捷径，一定要用心对待，只有自己用心了，才能换来患者的心，才能彼此信任，从而将矛盾化解，最后医患互相携手，共同抗击病魔。

（院办　余路）

她拒绝住院的背后，饱含着多少困苦

2020 年 2 月中旬，气候寒冷，而新冠肺炎疫情依然严峻。那天下午，我接到作为疑似病人隔离点的瑞华医院的一个会诊邀请，立即火速赶去。

这是一个从山西运城拼车来的女病人，叫贺红梅，长途跋涉来到苏州后立即出现了咳嗽、发热等症状。上午，她到瑞华医院发热门诊就医，胸部 CT 检查发现已经出现肺炎了。

我详细了解了贺红梅的情况，仔细看过她的胸部 CT 片后，考虑到她一路拼车周转接触了很多人，不能排除是新冠肺炎疑似病例，建议收住隔离病房观察治疗，同时做核酸检测明确诊断。

瑞华医院隔离病房是吴中区专门用来隔离新冠肺炎疑似病人的指定收治点，疑似病人被集中到这里进行隔离治疗，非常时期，大多数病人都很配合。然而，当贺红梅被送到三楼隔离病房，安排她住下时，她竟立即变得极度焦虑，情绪激动，不停地敲门，叫嚷着要立即出院。

贺红梅被怀疑为新冠肺炎疑似病例，需要单独一个人隔离起码三天，相关情况事前已经向她做过详尽的解释。但是，安排她住下后，她为什么会突然变得这么反常？她一定是太紧张了，对自己可能患上新冠肺炎感到恐惧。

想到这里，我赶紧拨通了贺红梅老公的手机，让他穿好防护服进入隔离病房，好好安慰一下她。我想，有她老公的安慰，应该可以消除她的紧张和恐惧了。可是，安静了才十来分钟，贺红梅又在隔离病房吵着要出院了。我想，可能他老公没有向她讲清楚，还是我再去给她好好做做思想工作吧。

于是，我再次穿好隔离服，进入隔离病房，去和贺红梅做进一步的沟通。这时，贺红梅看起来比刚才更加激动了，她的脸涨得通红，布满青筋的双手紧紧拉住我的隔离服，分明能感受到那双手在不停地颤动。她反复对我说："医生，我只是一般的感冒，最多是支气管炎，在门诊上挂点水就可以回家了，你们干嘛要把我隔离起来呢？快让我出去，我要回家！"

我一边安抚她，一边拿起 CT 片子，耐心向她解释："你看看你的 CT 片子，两肺都是磨玻璃影，这是明显的肺炎。你知道新冠肺炎的 CT 表现吗？你可以在手机上查一查，你会发现新冠肺炎的表现和你 CT 片上的这种磨玻璃影十分相似。根据你一路上与许多陌生人的接触史，加上你有咳嗽发热，以及 CT 片上的这种表现，你说你能彻底排除自己患的不是新冠肺炎吗？既然不能排除，那就要好好隔离，做核酸检测来明确究竟是不是新冠肺炎，这样做对自己和对别人都是负责的。"

贺红梅听后愣了一下，觉得我讲得有道理，便没有吭声，情绪也渐渐稳定下来了。见此情形，我心里有点小小的得意。

过了片刻，她声音很低地对我说："医生，这个毛病要花不

247

少钱吧，我们家经济困难，没有那么多钱呀。"

显然，她说自己经济困难，没有那么多钱治病，内心是很自卑的。

我一听，想也没想就立即对她说："你怎么这么说话呢，是身体要紧还是钱要紧啊？我告诉你，核酸检测是免费的，其余的治疗费用是不贵的，不会影响你们的生活的。"

她听了以后，欲言又止。我以为时机已经成熟了，便向她介绍了此病的诊疗方法，包括检查、服药、输液，等等。

贺红梅不由自主地搓着粗糙的双手，静静地听我说话，我感觉这次沟通效果很好，便又关照了她几句，然后就离开了隔离病房。没有想到，仅仅过了半个多小时，我的手机铃声又一次响了起来。手机那头是值班的朱医生的声音，他告诉我说贺红梅的情绪又焦躁得不行，大吵着要出院，甚至打开隔离病房的窗户威胁着要跳楼，现在连警察都出动了，一边在楼下劝导她，一边在采取救护措施以防万一。

放下手机，我意识到情势严峻，立即三步并作两步跑到隔离病房。进了隔离病房，站在窗户边的贺红梅一见是我，立即对我大声嚷嚷着说："我活不下去了！"我赶紧上前一步将她拉住，并再次安慰她，这回可是花了更大的劲儿才让她渐渐平静了下来。

回想起贺红梅一次次失态，我觉得一定事出有因，绝非单纯的紧张所致。我让她坐在床上，自己坐在床边，轻声问她究竟为什么不肯住院观察，是不是有什么特别的难处，若有难处请一定要讲出来，大家都可以帮她。

她沉默了片刻，眼中突然淌出两行泪水，长叹一声，终于对我说了实话。

　　原来，她和老公在苏州打拼一年多，辛辛苦苦积攒了一万多块钱，过年回去给家里买了点东西，给老家的孩子交了学费，加上返回苏州这一路上的费用，他们两口子的口袋里只剩下一千元钱了。身体不舒服后，为了省钱，想自己吃点药而不到医院里来，谁知毛病越来越重，晚上咳得睡不着觉了。而且，她还担心会传染给家里唯一的顶梁柱——自己的丈夫，所以今天硬着头皮来医院看病，本想挂点水就回家，没想到已经变成肺炎了，而且还被怀疑是新冠肺炎，要住隔离病房。现在，她已经把仅有的一千元钱全部交了住院费，当下的疫情又不能出去找工作，接下来的日子可怎么过呀。就在刚才，社区又打来电话，说她被隔离后她租住的房子也要贴封条了，这样一来她老公在苏州就变得没有容身之地了。想想一路上的坎坷经历，艰难地从运城出来，一路的安检和卡口，一路的颠沛与流离，她越想越难过，辛酸的泪水顺着脸颊哗哗地流个不停。残酷的现实让她觉得眼前一片漆黑，生活没有了方向，急火攻心之下情绪瞬间崩溃，竟然打开隔离病房的窗户威胁着要跳楼了。

　　听了贺红梅的陈述，我无比震撼，又特别难过。怪不得她一直拒绝住院，原来并不是害怕和恐惧，而是经济已经拮据到了这个程度，真令人难以置信。但是，她是两个孩子的母亲，和丈夫一起苦苦支撑着这个家，现在这个情况她是必须要住院观察治疗的，不能因为没有钱而回家，万一耽误了治疗有个闪失什么的，她的孩子、她的家庭该怎么办呢？

贺红梅拒绝住院的背后，饱含了他们一家这么多的艰辛与困苦，他们亟需得到帮助和关爱。作为医生，我们不能只关注疾病，更要关心患了病的这个人，走进其内心，聆听其心声，感受其苦痛，努力去帮助、去安慰，去为其分忧解难。此刻，我不能做一个旁观者，而应该挺身而出，实实在在地去帮助这位贫困的患者渡过难关，尽早恢复健康。

我拨通了瑞华医院分管院长的手机，向他介绍了贺红梅的情况，着重讲了她当前的实际困难，希望院方能够提供帮助。分管院长立即向院长做了汇报，院领导商量后一致同意减免一部分费用，立即从所交的一千元住院费中拿出八百元退还给她，以保障他们的基本生活。

贺红梅见我们这么真诚地帮助她，激动万分，口中谢个不停。为了彻底解除她的后顾之忧，我们还联系了她的房东、社区及太湖新城管委会的相关领导，请求他们帮助这户人家。当晚，贺红梅所在社区的工作人员给我们答复，同意对贺红梅一家给予帮助，为他们提供住处和生活上的支持。

贺红梅彻底安心了，住院期间也很配合。三天后，她两次核酸检测结果都呈阴性，临床症状也大多消失了。于是，她被解除隔离顺利出院，回家和丈夫一起去面对生活的艰辛，去争取自己的幸福。

而今，离贺红梅出院已经有一个多月了，尽管日常工作非常忙碌，可我在忙碌的间隙总是想起她，挂念她，默默地为她祝福，愿她和她的家庭有一个美好的未来。

（医务科　孙春意）

谅解，逆光而至

2019 年 12 月 16 日，年终将至，大家都在忙着准备年终检查台账及年终工作总结，而我则有些心神不宁。

我在等一个人，一个医疗纠纷的家属。

半个月前，外科的一个手术患者，是一个老年妇女，术后并发了严重的感染，虽经集中力量努力抢救，但最终仍然无法避免死亡的结局。家属一时不能接受，离院时咬牙切齿地对我讲："哼，你们给我等着，我会让当事医生和医院付出沉重的代价的！"

事情过去了半个月，医院投诉办没有接到家属的电话，咨询了区里医疗纠纷调解委员会，也没有收到家属递交的医疗纠纷调解申请书。

傍晚时分，区卫健委医政科给我打来电话，告知我院有一例医疗纠纷，家属拒绝协商，要求行医疗事故鉴定，医政科已经开具了行政委托给市医学会，通知我院做好相关鉴定准备工作。核对完各项信息，得知要求医疗事故鉴定的就是半个月前术后感染死亡患者的家属。

接下来一个月，医务科按常规做了相应的准备工作：准备资料，整理病历，组织临床专家对死亡原因进行分析讨论，对诊疗过程进行梳理……

2020 年 1 月 10 日，我和两位临床科主任参加了市医学会组织的现场评定，我们都感觉到形势的严峻。患方以极为严厉的口气对我院提出了三点质疑：一是手术适应症是否严格把握了？二是手术后的感染是否可以避免？三是感染发生后医方采取的治疗措施是否及时？

现场鉴定结束后，医学会通知我们退场，鉴定结论一个月后寄给双方。回单位后，我把鉴定情况向院领导做了详细汇报，接下来便是耐心的等待了。

1 月 19 日，新冠肺炎疫情突然全面爆发，全院职工立即投入了紧张、繁忙的疫情防控工作之中。医务科临时组建了感染科，选拔了二十名年轻医护人员赴瑞华医院隔离病区支持工作，抽调了将近五十名年轻党员、团员奔赴各高速路口、密切接触隔离点参加相应的保障工作。年轻的医务人员一批又一批报名加入防控志愿者队伍，党办在负责和市卫健委联系，已组建好一批优秀医务人员，随时准备奔赴武汉支援防控工作。

疫情防控工作非常繁忙，各项防控措施需要落实，各种数据需要统计上报。大年三十我们还在医院里忙碌着，年夜饭是在医院里吃的方便面。

初四那天，我回到家已经将近晚上九点了，发现手机上有一个短信，一看是纠纷患者的女儿发过来的，大致内容是询问目前的疫情是否很严重，医院工作是否很繁忙，说看到电视上大批医务人员正在奔赴武汉，问我们医院是否也要派人参加，等等。想

252

起他们说过的那些狠话，想到鉴定时他们咄咄逼人的态度，我心中不爽，便敷衍着回复了一下。

第二天晚上九点左右，手机铃声响了，一看又是纠纷患者的女儿打过来的。我想会不会是家属等不及鉴定结论，想协商处理了吧。电话接通了，纠纷患者的女儿声音很轻，问我最近工作是否很忙。

我说新冠肺炎疫情电视上都有报道，各家医院的防控工作电视上也都有，大家的工作都差不多，非常忙碌。纠纷患者的女儿随后又问了一些关于鉴定的情况，我对她解释说，纠纷处理大致分调解、鉴定、法院起诉，都是国家认可的合法途径，选择其中之一我们医院都会积极配合的。

最后，纠纷患者的女儿说了解到如果鉴定为医疗事故，上级单位会对医院和当事医生做出处罚，她问我是不是这样。我说是的，如果鉴定为医疗事故，医院和当事医生都要接受上级卫生行政部门给出的相应处罚。

她听后沉默了片刻，缓缓挂断了电话。

1月31日，全国疫情形势越来越严重，我院新装修的发热门诊、隔离病房都投入了使用，一批又一批优秀的医务人员在召集，派驻进发热门诊、隔离病区、确诊患者密切接触人员隔离点。五十名准备奔赴武汉的医务人员也进行了誓师，等待市卫健委的一声令下。

中午，电话铃声响了，还是纠纷患者的女儿打过来的。由于工作正忙，我接通后打断了她，告诉她我正忙着，晚上下班后我会给她打电话的。她没说什么，默默地挂了。

晚上到家已经快十点了，突然想起要回电话，拨过去后马上就接通了，可能她一直在等着吧。她说她和父亲、姐姐都沟通好了，他们全家决定放弃医疗事故鉴定。她说最近的疫情让他们全家深受感动，看着一批又一批医务人员冒着生命危险逆行驰援武汉，全家人都被感动得哭了。妈妈不幸离世已经一个多月了，很多一时想不通的问题他们也想通了，死亡是每个人必然的结局，医生给患者治病也都是全力以赴的，没有哪个医生会有意加害患者，如果真的有些疏忽或差错的话，他们全家现在也选择原谅了。

一时间，我惊呆了。我担任医务科长这些年来第一次遇到这种情况，一时竟不知道说些什么。

第二天接到市医学会的电话，他们已经收到了家属写的放弃医疗事故鉴定的承诺书，通知我们鉴定终止了。

这件事过去快四个月了，期间我多次打电话给患者女儿，感谢他们全家对我们医务人员的理解和信任，并告诉她当事医生知道后也非常感动，表示只有更好地服务好患者，才对得起这一份信任和理解。

每次通话，她都说医务人员真的很辛苦，她现在已经彻底理解了，只希望疫情能早点结束，希望医院和医务人员的工作能够早点回归正常。

每次放下电话，我的内心都充满了感动！

（医务科　陈星）

不能承受的精神之累

读医学院的时候，我曾经在一家地级市的精神病医院见习。为了让我们理解教材上精神分裂症患者的幻视幻听症状，带教老师给我们请来了一位处在康复期的患者讲课。说实话，在等待这个特殊的老师的时候，我的心里是既忐忑又好奇，又禁不住有一丝害怕：从小在我心中，我对精神分裂症患者的印象就是全身脏兮兮，大吼大叫拳打脚踢……这个人会是什么样子呢？

大大出乎我的意料，从门口进来了一位身材颀长、文质彬彬的先生，谦和有礼，身上的学者气质禁不住让我们产生了好感——若不是那身蓝白条纹的病号服，我是怎么也不会相信这个人是精神分裂症患者。

站在台上，他告诉我们：那个阶段，他一个人的时候，会听到一些声音，有些是他想听到的声音，有些是不愉快的声音，他自己开始有点奇怪，想找到声音的来源，也去敲过邻居的门，后来就习惯了。后来，他能看见一些东西；再后来，无论在什么地方，只要想听想看，就都能看到听到，并且，声音和东西是配套的，就像是——他停顿了一下，接着说："像看电视一样，对的，就是看电视，我还可以自己调台，我脑子里有一台电视机，我什

255

么时候想看就什么时候看，有时候，我骑自行车在路上，我也可以把我脑子里的电视机打开……"

我们的带教老师张医生打断他的话，告诉台上的他："好了，感谢你给大家讲课，下面我们给黄老师鼓掌，谢谢你！"然后，就让护士引导他出去了。

张医生说："这位病人姓黄，我们叫他黄先生吧。黄先生是典型的精神分裂症，他的幻视幻听是非常严重的，其实，还有幻嗅并伴随轻度暴力。这个黄先生自己没有说，他敲邻居家的门，怀疑邻居在他喝的自来水里下毒，并试图动手打邻居，然后家人带他来这里接受治疗。现在治疗了快三个月了，效果很好，他的精神症状消失了，自知力已经恢复，社会功能也在恢复中，很快就可以出院。不过，大家从他的叙述中，有没有感悟到什么呢？"

我的同学都在积极发言，联系到精神分裂症的各个临床症状，如何把握针对诊断与治疗的一些问题，等等。

这是我第一次近距离接触精神分裂症患者，并聆听他们内心的所见所闻所思所想。

据统计，我国精神疾病发病率已高达 17.5%，同期全世界的精神病发病率为 25%。深受精神疾病困扰的人群数量，比我们想象中的要多太多。

精神疾病的研究由来已久。其来源很多，包括家庭遗传、社会环境等多方面，至今尚未完全明确。艺术史上一直有疯子恰恰是天才的案例，我们耳熟能详的梵高、高更、卡尔帕乔、吕奈瓦德、库尔贝……无一不是普通老百姓所说的精神病患者。法国著名作家普鲁斯特说过：所有杰作都出自精神病患者之手。话虽偏颇，但是艺术家连同精神病奇特的个性和气质都因此显得神秘和可怕，这也吸引了除了医学家之外的其他学者诸如社会学、心理学在内的专家的注意和研究。

德国哲学家雅斯贝尔斯在论及荷尔德林时曾指出：正如一只患病的牡蛎能长出珍珠，因着同样的缘故，精神分裂症过程也能催生出独一无二的精神创作。

尽管一百多年来，通过这些名人，我们对精神分裂症认识逐渐深入，但是我们真正愿意去理解他们的痛苦，深入他们的生活吗？

按我们目前的诊断标准，这些幻听幻视症状，都把它们归到精神疾病，认为这是异常的。确实，患者会因为这些事实上并不存在的东西，感受到痛苦，甚至伤害他人或者伤害自己。但是，绝大部分时间里，患者是不表现极端行为的，他们只不过比我们大多数人听到见到更多的东西而已，并在心理和行为上受这些影响。

随着医学的发展，将来会不会有一天把这个也认为是正常的可接受的一种情况呢？比如同性恋，好长一段时间里，一直认为这是精神异常的一种表现，而现在大众大多已经接受了这一种是性取向，有的国家甚至允许同性恋婚姻。如果有一天，精神分裂仅仅作为一种普通的性格特征，那么，或许这种性格特征不必生活在社会压力之下，容易被社会关注，精神分裂症之类的患者就更容易就医，得到更多帮助，重度精神疾患就会变少，相应恶性事件就会大大减少。而这对于深受精神分裂症痛苦的病患来说，将是一大福音。

10月10日是世界精神卫生日，每年的这一天会有一个相关主题，呼吁社会大众关注精神卫生，2019年世界精神卫生日的主题是：心理健康社会 / 和谐我行动——进校园，进家庭，进社区。

随着社会竞争的加剧，精神发育障碍疾病，如抑郁症、孤独症、焦虑症等像感冒一样普遍，只有社会认识到这种疾病，不去歧视，而是认真对待它，早期干预早期治疗，就可能避免发展成为抑郁症、精神分裂症等精神障碍疾病。

写到这里，我想起了叙事医学告诉我们的那句话：疾病是疾病，人不是疾病。精神疾病患者也是人，千万不要把他们本身当成了精神病。作为人，他们孤独，被精神疾病折磨，身心俱疲，他们需要家人、社会的关爱，需要医护的耐心和守候。然而，"把人和病分开"的能力，是一个需要学习、培养、逐渐内化的。期望通过叙事医学的学习与实践，能让我们摘掉多年来看待精神分裂症患者的"有色眼镜"，用一颗"裸眼"去看待他们，不再把他们当成另类，而把他们当作患病的人，给他们更多的关怀与温暖，用医者之爱陪伴他们走出精神疾病的漫漫长夜，迎来人生充满希望的黎明。

（科教科　李群）

点滴暖心服务，汇成一句"谢谢"

阳春三月的苏州，虽然已经沐浴着春天的阳光，但是冬天的寒冷似乎不愿意就这么被春风吹走了，不甘寂寞地纠结着、挣扎着，让这江南之春的序曲平添了几分冬韵，给人以春寒料峭的感觉。

这天，正巧轮到我是医院的行政总值班，阳光透过办公室的玻璃窗户照在我的身上，让我感到暖意浓浓，十分惬意。不经意向窗外一瞥，看到医院大楼前的人行道上站着一位老人，瘦瘦小小的，因为比较远看不清样貌，我以为这是一个普通的行人，站在那儿小憩片刻，因而没有在意。

端坐在电脑前静静地处理着一些工作上的事务，不知不觉半个小时就过去了。当我满意地看着已经处理好的文档，站起身来到窗边伸展一下上肢时，发现那位老人居然还站在那儿，不由对他关注起来。

我仔细观察老人，发现他拄着一根拐杖，怀里还抱着个东西，好像是一面卷起来的锦旗。此刻，他正瑟缩着身子站在寒风中，眼睛向着医院大楼的进口处张望着。

我意识到这位老人应该是我院的一个病人，抱着锦旗好像要到医院里来感谢哪一位医务人员，可是他为什么又不进来呢？外面这么冷，他要是冻着了该怎么办呀。

想到这里，我立即从办公室出来坐电梯下楼，匆匆走过医院门诊大厅，来到医院大楼前的人行道上，径直走到老人的身边。这时，我才看清了他的脸，一位饱经风霜的老人，满脸的皱纹里透出的是慈祥与朴实。

"大爷，您好，我是医院今天的总值班，您叫我小杨好了。我看您在这儿有半个小时了，是不是有什么事要到医院里来办呀？外面太冷了，快随我到医院大厅里来吧，大厅里暖和。"

老人看见突然出现的我，听我这么说，一时竟然感到有些紧张与不安，看着我不知说什么好。站在外面，我明显地感到风中的寒冷，赶紧搀扶着老人走进了门诊大厅，并让他在西药房前的等候椅上坐下来。

老人坐定后，紧张的情绪消除了不少。他把怀中捂着的带有几分体温的锦旗塞到了我的手里，用带有浓重安徽口音的普通话对我说："小杨，我今天是来送锦旗的，请你帮我把这面锦旗交给骨科病房的医生护士吧，帮我感谢他们对我的关心与照顾。"

一番寒暄之后，老人向我讲述了前不久他来我院住院的经历。

原来，这是一位刚从我院骨科出院的病人。原本他准备在春节期间回安徽老家和家人团聚，但是大年三十刚坐上返乡的长途汽车，才出苏城就遭遇了车祸，被120救护车送来我院骨科救治。一场突如其来的新冠病毒疫情，让老人住院期间的治疗变得颇不寻常。

非常时期住院，没有家属陪伴，独自一人面对突如其来的病痛，人在异乡的老人显得十分慌乱。然后，原以为在骨科病区住院经历无比悲凉，结果却完全不是老人想象的那样，相反，这一次的住院经历，居然十分温馨，令他度过了难忘的半个月。

突遇不测，匆忙入院，老人没有准备任何生活用品，甚至连换洗的内衣、洗脸的毛巾都没有。正在发愁之际，护士长已经托人连夜从便利店帮老人采购来了这些生活必需品。不会使用手机支付，老人的吃饭都成了问题，没关系，病区的当班护士轮番充当老人的家人，她们每天都主动帮老人用手机点好膳食，让老人吃得又可口又营养丰富。

因为疫情的阻挡，家人不能前来苏州照顾老人，孤寂的老人脸上挂满了忧愁。病区贴心细致的护士看出了老人的心事，主动联系了老人的家人，与他们加上了微信，及时将老人的情况反馈给家人。下午老人挂完水后，这群可爱的护士姑娘会轮流帮老人视频连线家人，让他们隔着屏幕传递亲情，给老人以心灵的安慰。

这是一个充满了爱的医护团队，护理姐妹们这般贴心细致，医疗团队更是暖心周到。老人的床位医生是一位姓翟的超级认真负责的暖医，每天上午查房时他都会耐心细致地询问老人的情况，每天换药都是轻手轻脚的，尽量不让老人感到疼痛。

年初五的那个夜里，老人一直翻来覆去不肯入睡，病区值班护士发现这一情况后，立刻打通了翟医生的手机。深夜时分，翟医生得知情况后马上从家里赶来病房，一番了解，原来是晚上老人看了一部电视剧，剧中一位老人遭遇车祸后身体残疾，最后被家人遗弃了。老人看后感同身受，顾虑自己的病情，担心日后会落下后遗症，晚年生活大打折扣，成为小辈们的负担。

翟医生弄清事情的缘由后，一边用通俗易懂的话语向老人解释他所做的手术和目前的病情，一边和老人分析他的家庭现状。慢慢地，老人紧锁的眉头展开了，脸上渐渐露出了笑容。翟医生让老人喝下一杯温牛奶，帮老人掖好被子，看老人安详地睡去，才轻轻地关门离去。这时，东方已经破白，他这一番心理疏导花了差不多两个小时。

说到翟医生，他就是这样一位人人都要翘起大拇指的"超级暖男"。他有一只专为病人准备的手机，每一位经他治疗过的病人，他都会和病人加上微信，有时候病人会给他留言抛出几百条的问题，他忙完了一天的工作，一定会耐心地一一解答，解决他们在出院之后康复路上的难题。时间久了，病人们都把他当成了自己的"家人"，不光自己有病了会找他，自己的亲朋好友生病了也会第一时间向他求助。

一位李大姐的女儿结婚了，她特意来骨科为翟医生送上象征女儿甜蜜幸福生活的喜糖；一位张大叔得了孙子后，第一时间把自己升级做爷爷的喜讯分享给翟医生………翟医生床位上的病人，他们之间的这种医患真情，从来都没有因为治疗的结束而终止，而是随着病人的出院而延续、升温。

话说这位出院后来送锦旗的老人，我扶着他一路来到骨科病区，这位忠厚善良又腼腆的老人突然退缩了起来，怯怯地对我说：

"小杨，到了骨科病区，我不知道该说啥感谢他们的话了。我在来之前，早就打好了腹稿，自己也排练了好多次，可真到这里了，我却不知道怎么说了。我能说的只有两个字了，那就是'谢谢'！"

是啊，质朴的老人心中有千言万语，而最终汇集成的只有一句"谢谢"。不需要太多的话语，一声"谢谢"早已足够，这是对我们医疗服务最大的肯定，也是我们一路向前的不竭动力！

（人事科　杨美华）

寿团，送我一份

自 2016 年 4 月 25 日换岗到医保办工作，转眼间已经一千五百天了。在这一千五百天中，接触了形形色色的人，遇到了各种各样的事，其间有一位阿姨的举动，虽然过去几年了，但在我的印象中却仿佛刚刚发生一样。

记得那是 2017 年初秋，上午十点多，我的手机响了，显示的是陌生号码。因工作关系，来电我都会接听，就习惯性地打开听筒："喂，你好！"

刚说完，电话那头就传来了兴奋的声音："黄主任，是你吗？"听声音是女的，年龄在 60 以上吧，本地口音。

"阿姨，您好，是我，医保办的黄惠芳。"

"好好好，你下午在医院吗？我是上次来办理大病保险的，下午想过来咨询一下医保上的事。"

这是哪个患者的家属呀？我没有印象了。"阿姨，我下午在单位的，您也可以在电话里说……"

我的话还没说完，电话那头就传来了声音："你太忙了，我咨询的内容多，反正我没事，下午来当面咨询，我先挂电话咯！"说完，电话那头传来了嘟嘟嘟的声音。

接完电话后，我继续着日常工作。下午两三点钟，一位头发花白、60多岁的老阿姨，在一个小伙子的陪同下过来了。小伙子在医保办门口张望了一下，把门带上就离开了。

"黄主任，谢谢你！上半年我妹妹查出来是乳腺癌，按照你说的，我们告诉她毛病了，现在手术做好了，蛮顺利的。按照你教我们的方法，我们开导她，鼓励她，现在她恢复得蛮好的，气色也好了，还比手术前重了几斤了。"

我有点懵，这位老阿姨我不熟悉呀，怎么一开口就说"谢谢"呢？我脑子还在思索着，老阿姨看出了我的疑虑，说出了上次来的经过。

原来，老阿姨是一位乳腺癌患者的家属，她妹妹在上半年查出乳腺癌。妹妹家是农村的，经济条件也一般，好多事都是她这个做姐姐的在帮助处理。谈话中，我记起来了，在上半年的时候，这位老阿姨来过，那时的她脸色发黄，眼睑浮肿，头发凌乱，一看就是几天没有睡好了，在我办公室里唉声叹气的。

她妹妹是家里的顶梁柱，医生建议手术治疗，她妹妹还不知道自己的病，家属也不知道该怎么和她说，若直接告诉她，怕她接受不了，不告诉她呢，要做大手术的，她肯定会再拖拖，不肯花钱接受手术治疗。不手术呢，家属担心病情发展太快，因为年纪还不算大，刚60岁。

老阿姨左右为难。我审核登记好之后，抬起头看到她双眼通红，眼泪在眼眶里打转，我说："阿姨，您妹妹是家里的顶梁柱，她应该是很聪明能干的，若你们要完全瞒住她，我感觉有困难，况

265

且她后续还要治疗呢，我建议让她知道自己的疾病，并参与进来，积极配合治疗。"

我顺便举了几个乳腺癌中晚期患者的例子，她们调整心态，积极配合医生治疗，现在已经完全康复，还把我以前学到的乳腺癌手术后护理及康复锻炼方面的知识告诉了她。

我告诉她，若要让患者调整好心态，积极配合治疗，首先家属要保持乐观，听医生的建议，照顾好病人，积极配合，疾病的治疗交给医生，相信医生。

"方便留个您的电话号码吗？若遇到问题可以咨询下您。"老阿姨说。

我拿起笔，在纸上写下我的手机号码和姓名后递给了她，老阿姨揣着那张留有我电话号码的纸，说着一声声的"谢谢"离开了。今天，她是特意叫外甥送她过来向我道谢的。

于是，我们聊她妹妹的康复情况，现在她妹妹恢复得蛮好，老阿姨很开心。聊着聊着，老阿姨停下了话，匆忙从裤子口袋中掏出一个红纸包，就往我工作服口袋里塞。我急忙起身，拉住老阿姨的手，说："阿姨，这个不能收。"

"黄主任，不要吭声，这是我们的一片心意，现在外面没人，你快收下……"说话间，红纸包在我工作服口袋外已经来回蹭了几下了。

"阿姨，您听我说……"

我特意放大了声音，幸好门口有脚步声经过，阿姨也停下了动作，我往后退了两步。

"阿姨，是这样哦，现在您妹妹病了，肯定要休息一段时间，这段时间没有经济来源了，您用这钱给她买点营养品，让您妹妹先养好身体，等您妹妹过 70 岁生日的时候，寿团送我一份，我肯定收下！"

"黄主任，我妹妹若有那一天，我一定亲自给你送寿团。"那一刻，我十分动情，顺势给了她一个拥抱。

"阿姨，我期待着您来送寿团哦。"

待阿姨情绪平静后，我们又聊了会儿，她便谢着离开了。

值此到医保办工作一千五百天之际，感慨之余写下这段文字，感恩我有机会在医保办为患者及家属做一点有益的事情，感恩能为他们减轻一些心灵的痛苦。

（医保办　黄惠芳）

267

为她擦去满脸的泪水，转过身我也泪流满面了

"我不喜欢你了，我要离开你……"

她的脸已经苍白得不成样子，两眼满含泪水，瑟瑟抖动的睫毛就像浸在水里一样。她放下手中的笔，紧咬的嘴唇溢出血来。她抽噎了起来，慢慢地，嚎啕大哭，身体所有的细胞都颤动得如同山崩地裂一般。

ICU，这个总是牵连着生死的科室。厚重的门外，是一群心急如焚、日夜坚守的家属；封闭的门内，我们时刻在与死神作殊死搏斗。悲欢离合，我们见得太多太多。

美国医生特鲁多说："有时去治愈，常常去帮助，总是去安慰。"对于他的这句话，作为整天与生死打交道的 ICU 医务人员，我们有着至深的体会。

我们是守护生命的健康卫士，救死扶伤是我们的天职，在经历了一次又一次全力以赴的抢救后，我们为挽回生命的患者高兴，而面对这一个患者，我们却只有沉默。

他叫张强，是一名油漆工，经过二十多年的奋斗与打拼，终于在苏州安顿下来了。他有温柔的妻子和懂事的孩子，日子开始一天天好起来。原本，他们一家应该可以有一个光明的未来，可

是一个突发事件却将这美好的一切彻底打碎了。

看着眼前这个悲恸万分、全身发抖的女人，我思绪飘散。

前天中午，张强在没有任何先兆的情况下，突发意识不清，重重地摔倒在地上。他突然倒地的那一刻，她正在冬日的暖阳下洗衣服吗？还是在陪着孩子尽情玩耍？她一定正憧憬着全家人幸福美好的未来吧！可是命运的神啊，你为何总是那么残酷无情，给善良的人以措手不及的打击，将他们的美好梦想击得粉碎！

随着120救护车急促的铃声响起，他被紧急送到了我院急诊科，立即给予气管插管，连接呼吸机，紧急头颅CT检查，CT片上显示出了一个触目惊心的图像——脑干出血。

脑干是生命中枢，生命全靠它维护，容不得半点差错。脑干出血，无疑是在中枢神经系统的核心区域引爆了一颗炸弹，其严重后果是生命的消亡，偶有幸存下来的，也前途未卜，随时都会走向死亡。

女人在我们和她作了充分的沟通后，对于丈夫目前的病情之危重、死亡风险之大，都有了清醒的认识，从她无法形容的脸色可以看得出来，她心中的那片天几乎已经坍塌了。

"医生，你们一定要救活他，他是我们家的顶梁柱，全家人的生活都靠他，你们一定要救活他啊……"

她拽着我们的白大褂，声嘶力竭地说着，泪流满面。

"医生，我求求你们，求求你们，求求你们了……"

她哭喊着，扑通一声跪在了地上。我们连忙将她搀扶起来，不停地安慰她，这些安慰的话，我们自己听着也觉得太苍白了，但即使如此，我们还必须继续苍白地安慰下去。

"医生，我和孩子不能没有他，我求求你们，你们一定要救活他，我们家不能没有他……"

她还在哭泣着，可是泪水已经流不出来了，脸上的泪水很快就变成了两条干枯的痕迹。我们知道，她眼中的泪已经流得差不多了，可她的心流淌的血，一定已经泛滥成河了。

入夜，她哭着说想进去看他，我们反复跟她解释，ICU住的全是垂危病人，为了不影响对病人的治疗，避免交叉感染，我们规定了严格的探视时间，其他时间是不能进去的。

"就让我进去看一眼，就让我进去看一眼，就让我进去看一眼……"

她反复说着，最后几乎到了自言自语的地步。我们心中酸酸的，大家商量了一下，决定拍个视频给她看。当她看到视频的时候，浑身发抖，根本就控制不住自己。下半夜的时候，我们出来看到门外的椅子上，她的孩子枕着她的腿睡着了，而她继续看着视频，一遍又一遍，身子时不时抖动一下。

世人常常不知，医生和患者家属的心情是完全一致的，时刻期望着重症病人能出现奇迹。张强，你这个躺在ICU病床上的男人，看着你昏迷的模样，靠着呼吸机维持的呼吸，随着呼吸机运转的节律而微微起伏的胸膛，我们的心如同你的妻子一样焦急。我们正竭尽全力抢救你，全力以赴，想尽一切办法！我们在心中为你祈祷，快醒过来吧！我们时刻在你身边，和你年轻的妻子、幼小的孩子一道，我们都在焦急地等着你！

我们非常清楚，对于张强而言，不管是保守治疗还是选择手术，其过程风险都是巨大的。即使最终能够渡过风险期，也有极大的可能会面临这样一个结局：成为植物人。对于普通家庭而言，无论从哪方面来说，这都是一个灾难，一个足以毁掉全家的巨大灾难！

　　摧心折磨，无奈挣扎，竭力抗争……最后她选择了放弃。

　　最常见的蓝黑色水笔，在她手里仿佛千斤重。谈话的时候，她的声音不可抑制地颤抖，呼吸急促，歪歪扭扭写了好久，才终于完整地签下自己的名字。

　　双眼无光的女人，憔悴得近乎虚脱的妻子，决不能垮掉的孩子他妈！

　　孩子拉着她的衣角，一脸天真地仰着头，问："妈妈，爸爸生病了，爸爸什么时候可以回家，爸爸答应给我买玩具，我想早点玩爸爸给我买的玩具。"

　　孩子的话，句句扎心，一旁的我们，也听得无比心酸。

　　签完字，转身走的时候，她踉跄了一下，我们赶紧扶住了她。她惨白的脸转了过来，看了我们一眼，又看了一眼身边的孩子，仿佛在道谢。

　　这一场 ICU 的抢救，短短几十个小时，几乎耗尽了她的一生！从一开始誓要倾家荡产救他的性命，希望奇迹出现，到最后念着身边年幼的孩子，想到今后孤儿寡母的人生长路，忍痛做出放弃的决定。这一条坎坷心路，她一个人在走，走得多么艰难，多么凄苦，多么悲戚！

突然，她哭了，放声大哭起来。

"张强，我不喜欢你了，我要离开你……"痛苦的声音传入我们的耳中，我们愣住了。

"下辈子吧，下辈子你一定要娶我！"在她声嘶力竭的哭喊声中，我们终于控制不住，泪流满面。

窗外，冬日夜幕降临，凛冽的寒风中夹着细雨，令我们的心一再地紧缩、紧缩。

无论医学有多么惊人的突破，死亡依然不可战胜。医生一直被视为生命的卫士，但很多时候，面对年轻生命的消逝，也只能一声叹息。

面对医学的局限性，面对生命的消逝，我们无奈，但不能无动于衷！

此时此刻，特鲁多医生说的"有时去治愈，常常去帮助，总是去安慰"这句话又在我的耳边响起。我默默地从口袋中掏出纸巾，上前一步轻轻为她擦去满脸的泪水，给了她一个紧紧的拥抱。

当我转过脸去的时候，却无法不让自己的眼泪流下来……

（防保科　夏文君）

理解与信任，是多么美好

那一年，我还在输液室工作。

输液室，在医院里是一个不起眼的小科室，但工作却特别繁忙，每天都要接待几百个各种各样的输液病人。在这个人头攒动、嘈杂不堪的小小空间里，每时每刻都在演绎着人间的悲欢，展示着人生的冷暖。

天气转凉，输液室已经座无虚席了，而且大部分都是发烧的孩子。这些小病人的血管特别细，而陪同前来的家长又特别多，常常是三代人同来，围在周围的好几双眼睛都紧紧盯着你，一旦不能一针穿刺成功，很可能会招来不满，甚至辱骂。倘若两针都没有成功的话，常会引发争吵。

因为病痛，输液室里的每一个病人和家属都非常焦虑；因为工作的繁重和各方面的压力，输液室的护士也格外紧张。医患双方紧绷的神经，常会因为一点火花的迸发而迅速升级成"火灾现场"。作为护士，我们格外理解病人，努力服务好病人。可是，我们也渴望被理解，尤其是被病人所理解。

医与患，互相之间，如果能够将心比心地换位思考，互相理解，携手共同抗击病魔，那该多好！

曾经在一段时间里，连续有几位护士因为没能一针见血而遭到病人家属的辱骂甚至殴打，身心遭受严重的创伤。因此，输液室护士每当面对来了一堆家属的小病人时，压力常常会非常大，唯恐出些什么状况而招致家属的不满。就是在那样的情况下，一位输液患儿父母的信任之举，让我彻底改变了自己的看法，感动不已，铭记至今。

　　记得那年秋冬之际，天气突然变冷，输液室里又人满为患了，每天的输液量高达四百多，其中儿童输液量占到了六成以上，护士的工作强度和精神压力都陡然增大。

　　这天上午，一对年轻父母抱着一个3岁左右的小女孩前来输液，护士小孙热情地接待了他们。问过情况、核对好姓名、配好液体后，小孙连接好输液器，让家长将小女孩放在输液小床上。

　　这是一个可爱乖巧的小女孩，听话地躺在小床上，虽然眼中带着一丝扎针的恐惧，但并没有哭闹。年轻的父母在一旁轻轻地拍着她的身子，柔声安慰她，努力减轻她心中的不安。

　　小孙轻声安慰了一下小女孩，然后在她的头部寻找血管。她见小女孩头部有多处泛着紫色的淤青，向家长仔细一问，原来小女孩半个月前因肺炎已在市儿童医院住院输液十多天了。翻来覆去反复比较后，小孙决定在之前扎过的一根看上去弹性还不错的血管上缘进针。

　　小孙小心翼翼地往血管上扎针，刚一进针就见回血出来，可再轻轻地往前送针的时候，血管却突然破掉了，局部皮肤霎时鼓起一个小包。小孙急忙拔掉针尖，用棉球压住，心里紧张得突突直跳，抬起头来想要开口解释。

令小孙感动和意外的是，小女孩的妈妈抱起哭泣的孩子，轻轻地拍打着她背部，脸上竟然笑意盈盈，没有半点儿责怪小孙的意思，反倒柔声安慰起小孙来。

小女孩的妈妈说，她知道给小孩扎针不是件容易的事儿，自己孩子的血管细，在市儿童医院输液时有时也要扎上好几针，让小孙不要放在心上。

短短几句话，恰如三月春风吹过，令小孙感动不已，温暖了她那颗疲惫的心。不过，这个小女孩的血管条件确实不好，小孙怕第二次扎针依然失败，于是便想到了我。

小孙征得小女孩父母同意后，打电话给我，让我前去帮忙。我一到现场，小女孩的妈妈就对我说："护士长，真不好意思，您这么忙还要把您叫出来，不过您不要有压力哦，我们是相信你们医院、相信你们的，我们孩子的血管细，不好扎，但您放心扎好了，孩子哭哭没事的。"

多么通情达理的家长啊，这么理解我们。这刚见面的一席话，让我倍感温暖，瞬间也给了我满满的自信。

是的，来我院就诊的病人，应该说他们都是相信我们医院的，既然他们信任我们，我们就应该拿出我们全部的热忱和最好的技术来回报他们，对得起他们的这份信任。

我仔细打量了一下这个孩子，是一个很安静的小女孩。我对孩子妈妈说："你女儿真漂亮啊，她一定有个很可爱的小名吧。"

"是的，她叫小雪，可听话了，小雪，叫阿姨。"孩子妈妈笑着说。

"阿姨好。"小雪停止了哭泣，细细地叫了一声。

我的心中好暖，笑着对小女孩说："小雪，你是个勇敢的好孩子哦。"

小雪点点头。

"小雪，你喜欢小猪佩奇吗？"我问。

"阿姨，我喜欢的。"小雪答道。

"我知道小雪喜欢小猪佩奇的，阿姨送你一个哦。"

"真的吗？"

"当然是真的啦，说谎是要长出长鼻子的，会变成匹诺曹的。阿姨可不想长出长鼻子，变成撒谎的匹诺曹。"

我边说，边比划着自己的鼻子。小雪开心地笑了，是非常灿烂的那种笑。

此刻，小雪已经完全消除了第一针没打成功的紧张与恐惧。

一番寻找后，我在孩子的脚踝处摸到了一根血管，结果一下就扎上了，十分顺利。给予绑板固定后，我把小雪移到了输液座椅上。

"小雪真是个勇敢的好孩子，阿姨好喜欢你。明天阿姨一定送你一个小猪佩奇。"我边说边将小女孩妈妈手中的绒毯盖在了小女孩的身上。

我这个细小的动作，小女孩母亲看在眼里，止不住向我说了声"谢谢"。这时，裹在绒毯里的小雪又一次开心地笑了起来。三个小时左右，孩子安静地输完了液。

第二天，小雪父母又抱着孩子来输液了，见我们依然那么客气，让我们不要有压力。我把一个小猪佩奇送给小雪，她非常高兴，而我也十分顺利地扎好了针。

此后，三天、四天……连续一周，家长都是那么客客气气的，孩子输液时均是一针见血，输液过程十分顺利。

最后一天输液结束后，孩子父母特意跑来感谢，不停地夸赞我们医院的医护人员服务态度好，技术水平好，说以后孩子生病了，就首选来我们医院看病。

确实，那孩子以后每次生病，都来我们医院看病，在我们输液室输液，而我们和孩子、孩子的父母，也都成了朋友。

信任，是相信并敢于托付；信任，是一种有生命的感觉；信任，是一种高尚的情感，更是一种连接人与人的纽带。在医疗服务的过程中，医患之间互相理解和信任，那是多么的美好！

医患信任的建立，实际上并不复杂，能够互相理解，在诊疗疾病的过程中，互相之间建立"关联性"，体验对方的情感。一旦彼此理解了，心就不会坚硬，医者如此，病人也是如此。在举手投足之间，一个浅浅的微笑，一句暖心的话，一挽轻轻的搀扶，换来的就是我们期待的医患和谐。

（监察室　濮伟勤）

生命的礼赞

那天午休的时候，手机铃声响起，来电显示是母亲。母亲是知道我午休时间的，一般不会在这个时间段给我打电话，想必是有什么急事。接通电话，手机那头传来母亲泣不成声的声音，断断续续地我听明白了，外公因为突然脑缺氧晕倒，被120救护车紧急就近送医院抢救了。

外公已经93岁了，有高血压、脑梗塞等基础疾病，每年都会因小中风住院一段时间。其实对于他的情况，家里人内心都是早有准备的，但是当这一天真的到来时，突然又觉得是如此之快。

外公被送到附近的医院之后，因为情况不好，当天就转入了ICU抢救。第二天下午是医院指定的ICU探视日，父亲中午就来接我一起前往医院探视。我们比约定的探视时间整整提前了两个多小时来到医院。这是我第一次来到这家医院，医院在郊区，很新也很大，周边环境很好，按照职业习惯，往常每到一家医院，我都会在医院的门诊转一圈，看看医院的文化长廊和品牌建设，但是我当时的心情显然已经不允许我这么做了。

一路看着地标来到了 ICU 门前，不多的几排座位上已经坐满了前来探视的家属，有的在默默抽泣，有的眼眶红红瘫坐着，有的面如死灰……

规定的探视时间到了，各个病人家属都开始挤在探视通道换衣间前那狭小的门口，大家争先恐后换好衣服，急于冲进去看到亲人，同时也为后面的家属节省时间。

我是家中最小的，按理我应该最后一个进去探望外公，母亲从 ICU 出来后，眼睛红红的，不知道她是不是又哭过了。母亲说她努力喊着，但是外公一点反应都没有，连一滴眼泪都流不下来，老爷子怕是凶多吉少了……说着又开始哭起来。

探视时间已过去了一大半，终于轮到我了。因为工作关系，ICU 这个离死亡最近的地方于我而言并不陌生，每年都要走医务通道进去很多次。然而，当我以一个病人家属的身份走过这长长的家属探视通道时，那一刻，我的内心居然是那么恐惧与孤寂，走廊上那明亮的日光灯看起来是如此刺眼，也许是害怕即将直面失去亲人的痛苦，也许是想到自己也终将有老去的一天，我的脚上似有千斤重，走得越来越慢了。

这边的 ICU 非常安静，两个床位一间，当看到外公身上插满管子，身边无数机器围绕，时不时发出"滴滴滴"的响声时，我的眼泪瞬间就止不住地往下流。那一刻，我想起了小时候外公带我上山去挖笋，春暖花开时我央求他背我上山采花，冬至夜时吃外公包的大肉团子……过往曾经的一幕幕，此刻都在眼前一一闪过。我轻轻地揉了揉外公的手，在他耳边低声呼唤着他，然而他就像是沉睡了，没有任何反应。我的眼泪如断了线的珠子一样滑落，心里蔓延着从来没有过的痛楚。

主治医生过来了，安慰了我，让我别难过。他听说我也是在医院工作的，就和我聊起了外公的病情。他们已经尽了全力，希望我能以专业的眼光看待这个病情，和家属沟通一下。是啊，93岁了，难道还指望能治疗到一个完好的状态吗？医学有它的局限性，衰老是无法抗拒的自然规律，谁都无法摆脱这个规律，我们终究也会像风一样消散在人间。

几天后，外公神奇地醒了。又过了几天，舅舅把外公接回了家，因为再过几天就是春节了，医生希望病人最后的时光在家里，有家人陪着可能更好一些。那些天，我们轮流陪在外公身边，他已经瘫痪在床，翻身都很困难了。他脑子时而清楚，时而糊涂，有时候看着我们乐呵呵地傻笑，还能一个个认出我们，讲出我们小时候的糗事，有时候则一个人自言自语，也不知道在说些什么。

就这样，过了十多天，元宵将至，外公是最喜欢热闹的，周末的时候全家所有的子女都来了，外公开心得像个孩子，乐呵呵地笑个不停，前一刻还在说着元宵节要准备什么，下一刻他就睡去了，永远地睡去了。

我们很心疼，哭着喊着，但我们又很欣慰，因为外公最后那些日子是很幸福的，他是在我们的簇拥中笑着睡去的。

只是，离别总是让人心碎。

02

2019 年岁末，当大家都在迎接新年的到来时，吴中人民医院手术室里正进行着一场生命接力手术。40 多岁的张先生是外来务工人员，12 月 29 日早上突发脑溢血入住我院脑外科，入院一个多小时，正当医务人员紧张忙碌地为张先生做术前准备时，他的心跳呼吸突然停止了，虽经医护人员全力抢救恢复了心跳，但张先生最终还是被诊断为"脑死亡"。

12 月 30 日下午，闻讯赶来处理后事的女儿小张面对父亲即将离去的现实，一时难以接受，在 ICU 门口哭得像个泪人一样。是啊，父亲才到中年，她怎么能够接受这个结果，然而现实就是如此残酷，人在死亡面前，竟那么脆弱。医学也不是万能的，医生不是神，对于小张的父亲，我们真的已经尽了全力……

在悲痛情绪有所缓解后，主治医生给小张宣讲了捐献器官延续生命的理念，告诉小张可以通过将还有活力的器官捐献给需要的人，在帮助他人的同时来延续她父亲的生命。小张悲痛之余经过认真思考并征求家人意见后，流着泪表示愿意捐献父亲的器官，让父亲在生命的最后一刻能够帮到需要的人，也可以让父亲的生命以另一种方式延续。

苏州市红十字会协调员组织专家对张先生的状况进行了评估，专家组综合评估确认已脑死亡，符合捐献条件。经过解释国家在器官捐献方面的相关规定后，小张用颤抖的手在《人体器官捐献登记表》上签署了同意捐献的意见，将大爱留在人间。当她用颤抖的双手将签了字的登记表递给我们时，我们都为之动容。

我感动于小张的举动，将这件事情写成宣传稿发布在医院的微信公众号上。发布当天，我的电话就被各路记者打爆了，他们纷纷要来采访小张和医院，但是想到小张这一刻最需要的是安静，安静地陪父亲走完最后一程，我婉拒了记者们的要求。

三天后，我在朋友圈里看到了南京同行转发的一条器官移植重大新闻：江苏首例最小年龄儿童劈离式肝移植成功。

朋友圈的配图上，5岁的张宝宝看上去充满了灵气，可是谁能想到，这个可爱的孩子患有晚期肝硬化，正在与病魔做着顽强的抗争。幸运的是，在南京鼓楼医院和南京市儿童医院相关专家教授的组织牵头下，经过多学科专家术前严密检查、诊断、讨论，张宝宝接受了肝移植。这是江苏省首例最小年龄儿童劈离式肝移植手术，手术很成功，孩子病情也很平稳。

因为时间上的契合，我相信移植给张宝宝的肝脏应该来自于张先生，巧合的是这个孩子也姓张，冥冥之中这就是张先生生命的延续吧。对于张先生的女儿小张来说，这也应该是给她的一个很好的安慰。

03

2020年3月13日，办公室里还在谈论着苏州新冠肺炎确诊病例已经全部出院的好消息时，一则朋友圈转发的消息揪紧了我的心，年仅4岁的小灵隽捐献出了他的心、肝、肾等主要器官和眼角膜，成为苏州市年龄最小的器官捐献者。

4岁，本该是在母亲怀抱中撒娇的年纪；4岁，本该是和小伙伴们无忧无虑地玩耍的年纪。这是多么悲痛的一件事情啊！我迟迟不敢打开这则链接，多么希望这是一则假消息，然而朋友圈的转发量越来越多，转发平台也越来越多：引力播、看苏州、名城苏州网、交汇点……各大有影响力的媒体开始相继报道小灵隽的故事，我相信这一定是真的了。

小灵隽生于2016年2月，2020年初随父母来苏州生活。3月5日，孩子在家中不慎由六楼摔落，家人紧急将其送往当地医院救治，并于当日转院至苏州大学附属儿童医院进行抢救，但因为颅内出血严重造成脑死亡。

小灵隽是全家人的心肝宝贝，母亲在事情发生后一直特别自责，精神恍惚，身处悲痛之中。令人想不到的是，在巨大的悲痛面前，小灵隽的父母做出了一个重要的决定：捐献儿子的器官。

新闻里面，悲痛欲绝的爸爸说，自己在工地上干活，虽然文化程度不高，但经常从电视上看到器官捐献能够拯救别人的性命。现在自己的儿子不在了，但如果能捐出儿子的器官救助几个人，也是儿子生命的延续，他觉得这么做是对儿子最好的交代。

多么质朴而高尚的一位父亲啊！

苏州市红十字会人体器官捐献协调员向孩子父母亲介绍了国家器官捐献的政策、流程。孩子父母强忍丧子之痛，将孩子的器官捐献出来以挽救更多的生命，让小灵隽的生命以另一种方式得到延续。

3月13日上午十点半，小灵隽的心脏、肝脏先后被取出送往上海中山医院和仁济医院，肾脏当天下午就在苏州进行移植，而眼角膜也将择日进行移植手术。小灵隽的器官，将帮助六个人重获新生或重见光明。

人间有大爱，处处有真情。器官捐献是生命的一种选择，是希望和爱的延续。4岁的小灵隽，他的普通而伟大的父母亲，用自己孩子幼小的生命，温暖了我们这个社会。

（党办　黄丽燕）

爱，是人间最好的药

一封画着爱心的亲笔信，一束满载着感恩之情的红色康乃馨。

去年8月的一个午后，一名可爱的少女手捧鲜花与信笺，款款行至我院十九病区消化内科的主任办公室。她那轻盈的步伐、灿烂的笑容和青春的活力，瞬间照亮了整个病区。

少女在主任办公室门前停住了脚步，悄悄探了探脑袋，看到一个熟悉的身影正端坐在电脑前忙碌着，心中窃喜，立即欢快地走了进去，亲热地喊道："沙主任！"

一个转身，抬起头来，沙主任不自觉地推了推眼镜，仔细打量眼前这个从天而降的可爱少女，立即就认出了她。

"哎呀，这不是小沈姑娘么，很久没有看见你了，小姑娘长大了不少啦，成了亭亭玉立的美少女啦，呵呵呵！"

沙主任名叫沙莎，是消化内科德高望重的老主任，技术好，医德高尚，是个受病人爱戴的好医生。她曾在二十多年前救治了一位东山姑娘，由于姑娘家里比较贫困，她又带领同事前往东山去帮助这个家庭，一帮就是二十多年，这一份坚持，是普通人难以做到的。

此刻，沙主任已满脸笑容站了起来，上前一步轻轻拍了拍小沈姑娘的肩膀，慈爱的目光落在她青春的脸庞上。

"今天怎么有空过来了，还带着这么漂亮的花啊？"

"沙主任，这花是我送给您的，同时来告诉您一个好消息，我没有辜负您的期望，考上大学了，暑假过后就要去东北念书啦！"

"真的，你真是太厉害了，真为你高兴，恭喜你啊！"

"沙主任，当我拿到录取通知书的瞬间，第一个想到的就是您。是您让我重生，并鼓励我走到了今天。沙主任，谢谢您！"

说完，小沈姑娘将鲜花和亲笔信一起塞到了沙主任的怀里。沙主任一手捧着鲜花，另一手搂着小沈姑娘，哪里像是医生与病人，分明就是一对相亲相爱的母女。

几年前，小沈还是一名普通的初三学生，花一样的年纪，本该是快乐生活、努力学习的时候，但是小沈却在此时遭遇了人生中一道重大的坎，她患上了严重的厌食症。青春期的少女容易发胖本属正常，但是小沈觉得偏胖的体形严重影响了自己的形象，于是下决心减肥。由于缺乏专业的指导，也没有科学的方法，小沈最后选择了最粗暴的减肥方式——绝食！

就这样，小沈开始了她的减肥之旅。为了追求美丽的身段，她强压下自己的食欲，拒绝一切美食，虽然常常饿得晕晕乎乎，但是效果却出奇的好，体重很快就往下降了。

看着一日日瘦下来的身子和细下去的腰，小沈觉得格外开心，愈发坚定了自己绝食的意念。她咬牙坚持几乎不吃东西，直至体重下降了15公斤后，她才发现自己出了大问题，已经变得毫无食欲，根本吃不下任何东西了，并且开始浑身无力、行走困难、烦躁不安，甚至出现了闭经。

父母看到小沈因减肥而变得如此憔悴，而且一天不如一天，十分焦急，硬拉着她去看医生。看过几家医院后，明确了诊断——厌食症，但是吃了医生开出的那些药后，却一点效果也没有，身体状况反而更差了。

急坏了的父母带着小沈四处求医，最后找到了我院消化内科的沙主任。沙主任在专家门诊上第一次看见小沈时，发现她因过度节食已经出现了营养不良、多器官功能损害、内分泌混乱等，不但严重影响了她的健康，如果进一步发展下去还会危及她的生命。

沙主任虽然是一名医生，但她的业余爱好十分丰富，有着一副天生的好嗓子，喜欢唱歌。她这个年龄段爱好音乐的人，都知道上世纪七十年代末八十年代初美国的卡朋特乐队，当时一曲 *Yesterday Once More* 曾风靡全球。令人遗憾的是，卡朋特乐队的灵魂人物卡伦·卡朋特为了减肥而患上了厌食症，于 1983 年去世，年仅 32 岁，她全球的粉丝都为此心碎了。

这个可怜的孩子，像当年的卡伦·卡朋特一样，为了美丽的身材而将自己折磨成了这个样子。沙主任看着她那无比憔悴的脸庞，心海翻波，她不能看着她走上一条不归路，要竭尽全力去挽救她。

沙主任将近乎奄奄一息的小沈收住院了，为她制定了治疗方案。可是，这些药物之前小沈都已经服用过，几乎没有什么作用。沙主任知道，治疗小沈的病最有用的不是药物，而是心理疏导和人文关怀，从灵魂深处帮她解开心结。

在药物治疗的同时，沙主任像关心自己的女儿一样关心小沈。

每天一早上班后，沙主任要做的第一件事就是来到小沈的病房，像母亲一样坐在她的床边，拉着她的手，问她昨天睡得好不好，早上想不想吃点什么好吃的东西，昨天同学来看她都聊了些什么呀……就这样，沐浴着沙主任慈母般的爱，微弱的生命之火在小沈的心底里又慢慢燃烧起来了。

爱，是人间最好的药！在沙主任的精心呵护与真诚关爱下，那些曾经一点作用也没有的药物现在居然有了奇效。小沈慢慢有了胃口，按照沙主任制定的饮食方案开始逐步进食了。

回忆起那段住院的时光，小沈感慨地说："在那些难忘的日子里，每天一早沙主任就来看我，像妈妈一样关心我。她不仅关心我的身体，还关注我的心理变化，及时在心理上疏导我。每天下班前，她还要来看我，对我嘘寒问暖，就像一位即将离家的妈妈对自己的孩子一样，对我反复叮咛，然后才默默离开。后来我发现，沙主任不仅对我一个人好，对病房里所有的病人她都是这么关心的，无私地奉献着自己的爱。"

看着沙主任每天忙碌的背影，听着她每日对自己母亲般的嘱咐，小沈感觉身体像是被注入了一股巨大的能量一样，食欲慢慢就恢复了正常，营养不良很快就得到了纠正，受损的器官机能也恢复了正常，月经也正常了，她又变成了一个健康的女孩，年轻的生命重新焕发出光彩。

出院的时候，小沈担心自己住院耽误了功课，回学校后会跟不上，这时沙主任又及时安慰她："小沈啊，身体好了，其他跟着就好了，回学校后制定一个学习计划，好好用功，不但耽误的课程能补上，将来你还能考上大学呢，我可要等你来报喜的哦。"

　　药物可以治疗身体上的疾病，但是医生对患者心灵的抚慰和人生的鼓励是任何药物都无法企及的。一个好医生不仅要解除病患身体上的痛苦，更要为病患的生命蓄力，用医者之爱照亮其生命的旅途，就像沙主任一样，以爱为药，不仅为患者播种下生的希望，更撒下爱的种子，为其铺就一条灿烂的人生路！

（党办　杨心怡）

住院杂记

去年秋天，极少生病的我"有幸"因为一点儿小毛病，住进了我院十九病区的呼吸内科，接受了一周时间的输液治疗。

01 "龟毛"的家属

"小沙，最近病人比较多，没有床位了，委屈你先住在走廊的加床上吧。"我的主治医生朱晓红对我说。

"好的，朱医生，没问题。"

我话音刚落，有个小伙子就匆匆走进医生办公室，也不顾我俩正在谈话，插在我前面就对朱医生发问。

他一开口我就感觉他的语气有点急，他在向朱医生询问家人的病情和用药情况，连续用了一连串的"为什么"。

朱医生笑着招呼他坐下来，让他不要着急，用很平和的语气非常耐心地向他做了解释。她的话简洁明了又通俗易懂，小伙子一下子就听明白了，刚才一连串的"为什么"此时都已有了答案。

显然，小伙子对朱医生的解答是接受的，并且十分满意，他频频点头，再开口时语气已经缓和下来了。临走时，他真诚地对朱医生说"谢谢"。

本担心要为这个家属解释清楚需要费一番口舌，没想朱医生四两拨千斤，很快就沟通好了，而且十分到位。看来，朱医生真的是一位很用心的医生，不但业务好，与患者家属沟通还自有一套办法，怪不得找她看病的病人特别多。

后来，在病区护士口中得知，这个家属确实是有点"龟毛"的，十分注意细节，凡事喜欢刨根问底。朱医生是医院工会小组长，因为工作关系，在和她有限的接触中，总觉得她是一个说话不多但做事踏实的人，今天第一次看到了她善于沟通的一面，对她更是敬佩。

02　笑眯眯的丹凤眼护士妹妹

办理好住院手续，病区的护士妹妹接待了我。

护士妹妹个子不高，一双丹凤眼，说话轻声细语，总是笑眯眯的。她对我详细介绍了住院期间的注意事项、健康宣教，嘱咐我在告知单上签字，并把我领到病床边，告诉我有需要可以随时按铃。丹凤眼护士妹妹扎针抽血也是有条不紊的，一针见血，让人有一种莫名的安心感。

第二天有了空床，我便从走廊迁进了房间。隔壁床是一位老太太，虽然快 90 岁了，但是精神挺好。她的子女提着大包小包来安顿老人家住院，看得出来他们都很孝顺。

每天都来陪床的是老太太的女儿，一位健谈又幽默的阿姨。她唠唠叨叨地和母亲扯着家长里短，伺候着洗漱吃穿。她和来换水的丹凤眼护士妹妹也会聊上两句，让人忘记了这是枯燥的病房，倒是有种平淡又温暖的烟火气。

"我觉得痒，想洗澡，你帮我问问护士卫生间现在有没有热水。"老太太向女儿提出要求。

"您忍忍吧，不要毛病刚好点又感冒啦。"女儿劝道。

"哎呀呀，忍不了啦，我忍不了啦！"老太太继续嚷嚷着，身边的儿子一起劝说着，无奈老太太就是不听。

这时，来换水的丹凤眼护士妹妹刚麻利地操作完，看着老太太子女投向她的求助眼神，遂对老太太嫣然一笑，说：

"阿婆啊，一看您就是一个爱干净的人。不过您看，现在情况特殊，您的咳嗽刚刚好点，挂水又是用的留置针，现在洗澡也不方便呀。您儿子女儿都是为了您好，担心您洗澡着凉。听我的，再忍两天好吗？等留置针拔掉了再洗澡，多清爽呀。"

丹凤眼护士妹妹用一种聊家常的语气笑眯眯地劝说着。

"好吧好吧，既然你也这么说，那我就不洗啦。"老太太摆摆手，不再缠着要洗澡了。兄妹俩如释重负，向丹凤眼护士妹妹投去感激的目光。

03 总被"追问"的吕主任

过了两天，老太太也许听收音机听烦了，也许觉得自己的症状减轻了，嘴里开始嘟囔着什么时候能出院，家里老爷子也不知道怎么样啦。

查房时间到了，呼吸科吕主任刚走进病房，老太太就迫不及待地发问了："主任啊，我能不能出院啦，我觉得我已经好很多了，没有什么问题了。"

吕主任一听，立即走到床边，温和地说："老人家，您想出院

292

啦，我理解您哦，确实您的肺炎已经好得差不多了，不过您不是肠胃不舒服吗，正好趁着这次住院把原因找出来，一起治好了就不用来回折腾了，所以您再住几天哦。"

老太太一听，觉得吕主任讲的话有道理，便安心又住了几天。随后老太太转去了消化内科。原来，老太太的直肠查出了肿瘤，子女不希望她过于担心，所以和医生商量暂时不要把真相告诉母亲，医生也答应了。

老太太转走后，空出来的床位上又新收了一个30来岁的年轻妈妈，白白净净的，微胖。她喜欢聊自己顽皮可爱的女儿，也担心自己开的母婴店好久不打理会影响生意。

吕主任来查房了，一见吕主任踏进病房，年轻妈妈就半开玩笑地说："吕主任，我发现挂水的都是年轻人呀，年轻人体质好可以少挂两天水嘛，我也不咳嗽了，感觉好多了，能不能早点出院，早点回去上班呀？"

吕主任详细询问她这两天的情况，俯下身子用听诊器仔细听她的肺部，翻看了她昨天做的辅助检查报告单，然后温和地对她说："是的，恢复得不错，各项指标也明显好转了，我的建议是再挂两天水，等彻底好了再出院，这样就不会有反复了，你自己也可以比较放心了，好吗？"

"好的，我听吕主任的。"年轻妈妈边说边点头。

我原以为吕主任是严肃而不苟言笑的，原来他对病人不但十分温和，而且还很有亲和力哩！

这就是总被"追问"，又总是不厌其烦回答问题的吕主任。

（党办　沙费）

当梦开始的时候

他们的平均年龄不足 6 岁，咿咿呀呀，爱哭爱笑。他们的世界里有缤纷的四季，五彩的乐章。他们看得到绿柳新芽，闻得到花香四溢，却听不到雨落下的声音，小伙伴欢笑的声音。他们，是一群折翼的小天使。

忘不了那一双双澄澈的眼睛，流露出的或是好奇，或是期待，或是羞赧，或是胆怯……然而无论是哪一种眼神，无一例外都有一个共同的特点：干净，干净得让人惊讶，干净得让人心疼，干净得让人忘不了，于是，就有了这一份坚守了十年的约定。

每年夏天，由我院团委组织的医务工作志愿者都会穿上红马甲，带上一份诚挚的关爱，前往苏州市佳悦特殊儿童早期干预中心，看望这些可爱的孩子。

记忆中是七八年前 6 月的一天，酷热难耐，树上知了叫个不停。我们带上书本和冷饮，来到了佳悦特殊儿童早期干预中心。

轻轻走进教室的时候，孩子们正在画图，洁白的纸张没一会儿就被五颜六色的涂鸦填满。环顾四周，我看到有长着翅膀会飞的大象，有浩瀚宇宙中的星河，有草地上放风筝的一家三口……

正在暗自感叹孩子们的想象力是如此天马行空之时，目光被一个短发女孩的小小举动吸引了，我看到她悄悄地把小手伸进衣服口袋里摸索了好一阵子，终于拿出来一样东西，放在绘图纸上。好奇心驱使我走近一看，图纸上画着一座美丽的花园，花园的中心有一个小小的许愿池。原来她是想把口袋里挖出的这一枚小小的硬币投入许愿池中……

惊喜于短发女孩的浪漫巧思，我情不自禁地轻轻抱起她放在膝上，问："可不可以告诉姐姐，你许了什么愿呀？"

女孩不认生，似乎很依赖我的怀抱，还笑着拨弄我脖颈里戴的一枚粉色水晶，露出两个浅浅的酒窝，慢慢吐出几个字，虽口齿不太清晰，但几个字眼却依稀可辨："耳朵""听见"……

我知道自己生来就是一个容易同情心泛滥的人，小女孩灿烂地笑着，我的鼻子却一阵阵泛酸，强忍住眼泪不往下掉。换作同样年纪的寻常小女孩许愿，我寻思着要么就是期许变得更加漂亮，要么就是希望得到什么礼物。可是她的这个愿望多么简单，对她来讲却是遥不可及的梦。

"宝贝，你的愿望一定会实现的……"

我缓缓把她从膝上放下，轻轻抚摸了她柔软的头发，她竟又一股脑地把头埋在了我的胸口，时不时抬起小脑袋朝我笑一笑，抱一抱，洁白的牙齿露了出来，虽然门牙还没有长齐全，却显得更加俏皮可爱。

相聚的时间总是短暂，她抱着我的双腿几次都舍不得我离开，我蹲下来牵着她的小手说："我会再来看你的，你的愿望一定会实现的！"

临走时，我取下了脖颈上的粉色水晶项链，送给了她。

后来几年，我又去看过她几次，看着她慢慢长大，也看到了她的进步和变化。在安装了人工耳蜗后，她坚持定期进行专业性康复训练，最终通过了评估筛查，现在已经能够与正常的学龄儿童一起进入学校学习，开启了一段崭新的人生旅程。

我由衷地为她高兴，更相信命运从无神来之笔，百转千回，冥冥之中，总是在给你关上一扇门的时候，又给你打开另一扇窗。值此一年中最美的人间四月天，作首小诗，送给所有的折翼天使：

　　当梦开始的时候，你是一只纸船，从童年的水巷里划来，
　　我听到缓慢而沉重的桨声，岸边流过宁静的灯火。
　　直到梦的终结，我知道蝴蝶学会飞行了，你离开潮湿
　　的枝头，像一片粉红的花瓣，飘进仲春的雨中。

（团委　徐琛）

在乔主任的眼里，病人就是自己的亲人

这是多年前的一件事了。

那几天，我的牙齿中央尖畸形导致的牙痛病又犯了，痛得难受，隔夜就和在医保办工作的妈妈说好了，等第二天学校考试结束后找她带我去口腔科看牙齿。

考试结束后，我从学校赶到医院已经是下午四点多了，医院的门诊大厅里只有零星几个病人，也都是行色匆匆的。这时妈妈还在开会，便发微信让我先去门诊五楼口腔科等她。妈妈总是很忙，于是我一个人来到了门诊五楼的口腔科候诊区，静静地坐着等她。

没过多久，就听到一阵急匆匆的脚步声和一个男子的呼喊声由远而近传了过来，打破了候诊区的宁静。

"医生，医生，快救救我们的老乡！"一位身上沾满了殷红的鲜血的中年男子十分焦急地呼叫着冲进了口腔科。

应该是医院里的医生对这种声音太敏感了，就在中年男子焦急地冲进来的同时，一个中年女医生急匆匆地从口腔科的诊室里快步走了出来。我认识这位女医生，她是口腔科的乔主任。

中年男子见女医生出来，立即迎上前去，一把抓住了女医生的胳膊，十分着急地说："医生，你快救救我的老乡吧，他的嘴巴受伤了，血不停地流，止也止不住！"

就在这时，一个护工和另一个同样身上沾满了鲜血、年龄稍微轻一点的工友推着一辆平车过来了，平车上躺着那个受伤的工友，他满脸是血。乔主任见状，立即上前扶着平车帮着将车推进口腔科诊室，同时让助手赶快准备好口腔器械和止血用品。

我静静地靠上前去，看到诊室里乔主任已经带上了手套开始检查病人。

"我是乔医生，你不要紧张哦，手先拿开，让我看一下伤口的情况。"乔主任俯下身子柔声说。

"医生，我们是在工地上干活的，今天拆钢筋，结果有一根没放好，直接从楼上掉了下来，刚好砸穿了他的嘴巴，我们就打120急救电话由救护车送过来了。"中年男子在一旁说。

"嗯嗯，知道了。到医院了，不要紧张哦，来，松开你的手，我看一下伤口。"看到患者没有松开手的意思，乔主任再次说。

我因为好奇，在诊室门口探着头往里瞧，看到平车上受伤的男子紧张地把手从嘴上挪开，发现他的鼻子和下嘴巴上各露出了一小截钢筋。

"这钢筋是消防队员给截短的。"陪同的工友补充道。

乔主任检查过伤口后，安慰了一下病人，站起来对陪同前来的两个工友说："你们的老乡伤得很重，我们这里没有颌面外科，处理不了这么严重的外伤。这样吧，我先给病人清理下伤口，止下血，然后帮你们联系苏州大学附属第一医院口腔科，你们送他去那儿治疗，他们会把外伤处理好的。"

乔主任对满身是血的两位工友说完，看他们一时没有反应过来，就又重新说了一遍，这回两人都听懂了，一起点了点头。

我在门口看到乔主任拿着口腔器械、俯着身子在给平车上的伤者处理伤口，隐约能听到平车上的伤者因为疼痛而发出的闷哼声，随后是乔主任轻柔的安慰声："放松，放松，不要紧张，我帮你把你脸上的伤口止下血，会有一点点疼，你忍忍，我动作会很轻，你再忍一下哦，马上就好了。"

乔主任初步处理好伤口后，将伤者脸上的血迹都轻轻地擦干净，打电话联系了苏大附一院口腔科的医生，和护工、工友一起推平车送伤者出科室，并仔细交代着工友注意事项。

看着身上的白大褂都印上了斑斑血迹的乔主任的背影，看着她轻柔地安慰病人的样子，我十分感动。乔主任对病人的态度是这么好，不停地安慰病人，在她眼里，病人分明就是她的亲人啊！

是的，乔主任是这么做的，我妈妈也是这么做的。妈妈在医保办，总是尽力去帮助别人。我看她经常在家里休息的时候接到各种病人打来的咨询电话，总是不厌其烦地回答他们提出的各种问题，努力去帮他们排忧解难。

作为医务工作者的乔主任和妈妈的这一份对待病人亲人般的爱心，深深地影响着我，今后踏上社会，我也要像她们一样，做一个充满爱心、有益于社会的人。

（职工家属　顾婧）

世界上那么多职业，为什么你偏要做医生

　　昏暗的灯光下，依稀听到大门轻轻掩上的声音。拿起放在床头的手机，点开屏幕，已经是凌晨两点四十八分了。我知道，是我的妈妈出门了，又有急诊病人需要她去救治了。

　　我的妈妈，是吴中人民医院的一名产科主任，大家都叫她张主任，终日忙碌在医院里，没有休息，没有节假日。

　　小时候，我也和同龄的小朋友一样，依赖着妈妈，但我与妈妈相处的时间并不算多。记忆中，我时常拉着妈妈的衣角不让她去值夜班，甚至有时会气急败坏地责问她："世界上那么多职业，为什么你偏要做医生？"

　　印象中，妈妈每次都笑着这么回答我："女儿啊，妈妈何尝不想时刻都陪着你，但是这世上总要有人帮助病人，总要有人给人治病呀。"那时，我并不能理解妈妈的话，更不能体会其中的平凡与伟大。

　　小时候的事，像窗外街边一年又一年梧桐树上的叶子，慢慢地随风飘远，而我，也一年年长大，走上了工作岗位。

　　"嫣如，一会儿又去接你妈妈下班呀，真贴心。"同事咧嘴笑着说。

"嗯嗯，是的，下班我就去接妈妈。"我笑着点头回应。

终于到了下班的轻松时刻，我的脚步不由自主地轻快了起来。我驾着车，很快就到了医院停车场。停好车，锁上车门，呼的松了一口气，心里对自己说："小菜鸟，今天车开得真不错哦！"

我来到了产科病区妈妈的办公室，没见到她的人影，知道她还在忙着，便给她发了微信："妈妈，我到你的办公室了，等你哟！"过了很久，对话框的另一头却迟迟没有回应，想必妈妈还在手术台上吧。

对于妈妈来说，从来都没有精准的上下班时间，只要病人有需要，她便永远在岗。早已习惯了等候的我静静地坐在她的电脑桌前，无聊地转着笔。不知不觉，时间已过了七点。

"超超，今天你上夜班啊，辛苦了。"

声音从病区走廊里传来，是妈妈在和值班的护士姐姐打招呼，我一听立即起身跑了出去，恰好看见妈妈转身走进了病房。唉，她刚做完手术回到病区，不是先来办公室看我，而是先去病房和病人"唠叨"。有什么办法呢，谁让我的妈妈是个医生呢！

来到病房门口，我静静地站着"偷听"妈妈和病人说话。

"小赵啊，你今天感觉怎么样呀？"

"张主任，我今天感觉蛮好的。"

"好的，你胃口好吗，晚饭吃了什么呀？"

"胃口也蛮好，吃了家里送来的鸡汤和水果。"

妈妈问了几个问题后，又不忘叮嘱了一番，那番细心与呵护，远远超过了对我的关爱。

"张主任，你还没吃晚饭吧，辛苦了一天，你快下班回家吧。"

"嗯嗯，不早了，我是要回家了，还要给女儿烧晚饭呢。"

妈妈说着，回过头来，发现我居然就站在病房门口，一阵惊喜："啊，女儿呀，你怎么不在办公室里等妈妈呢，妈妈今天又晚下班了，真对不起女儿了，你饿了吧，妈妈马上下班！"

此刻，尽管我的肚子已然饿得咕咕作响，但我还是挠挠头对妈妈说："妈妈，还好啦，我减肥呢，嘿嘿。"

不知道从什么时候开始，我慢慢变得懂事了，大概是在听到凌晨一次又一次的关门声，抑或是在看到手术成功后妈妈脸上藏不住的笑容，还有这样一次次饿着肚子等妈妈下班……

在张主任的背后，总有人说她是不顾家的工作狂。有人说，她天天帮人家生孩子，却顾不上自己的女儿。其实她也想早点下班，她也有孩子，所以她更了解母亲的不易。她下班后重新戴上口罩，转身返回手术室，都是为了那一个个的笑容……

这是去年区委宣传部拍的一个介绍先进人物的宣传片《背后》里描述妈妈的一段旁白，说得那么真实而感人。妈妈，现在我终于理解你了，世界上有那么多职业，而你为什么偏偏就要当医生！

（职工家属　许嫣如）

302

他要学的东西还多着呢

母亲产科的工作繁忙，太劳累了。我放假了，她却病倒了。晚上，我陪她去医院看病。

天黑得有些不近人情，稀稀落落的几颗星星在黑幕中怯怯地闪烁着。母亲头晕得厉害，我紧紧搀扶着她在风中缓缓前行。好不容易钻进了急诊室，医院里明晃晃的白灯让我松了口气。

"先去登记。"母亲有气无力地说。

我连声应着，扶着她到急诊护士站前。

"啊，这不是刘老师吗，您这是怎么了？"急诊值班护士一眼就认出了母亲，立即紧张地站了起来，一脸关切地问道。

"你好，我头晕，可能是颈椎病又犯了，还麻烦你登记挂个号。"母亲答道。

母亲是医院里的妇产科医生，平时工作认真，对病人负责，为人友善，有着很好的人缘。我心中庆幸在流动的急诊室里，护士也这么对母亲友好，让我能省下不少功夫。

"刘老师，您要早点好哦，多休息几天。这是您女儿吧，女儿要好好照顾妈妈哦。"急诊护士边说边把单子递给我，这句叮嘱我的话，令我的心中一阵温暖。

外科急诊室里摆着两张对立的长桌，桌旁坐着两名医生，当时正在看病的是一个年轻的小伙子，戴着副方眼镜，镜片时不时反射出头顶惨白的灯光。他询问病人的时候，坐得端正，眉头紧皱，眼神犀利，严肃得仿佛不是面对一个个急诊病人，而是有关人类生死存亡的大课题。相比之下，他对面的中年男医生就自带一股温润，他基本上一直盯着电脑上的病人资料看，偶尔帮忙检查一下病人。

我心里了然，这应该就是母亲曾提起过的老医生带着新鲜出炉的小医生，也就是"学徒"，帮助他尽快融入工作，这会儿应该是外科的轮转到急诊科来了。很快就轮到母亲了，母亲这时也缓过劲儿来了，开口道：

"你好，我是本院的医生，妇产科的，女儿学校刚放假，陪我来了医院，我头晕了三天了，可能是颈椎……"

"是妇产科的刘医生啊，看你的病症，血压有点儿低，还有点低血糖吧，你休息几天，回头再去内科看看。"中年医生插话进来，他的声音温温和和的，眼光也柔柔的，和小医生冷硬的声线相比，很具有安抚病人的力量。

"好，好，还麻烦你开个病假条。"母亲应道。

"本院的还要开病假条啊，和科室说一声不就行了嘛！"小医生惊奇地说。

母亲看着小医生，没有说什么，只是笑了笑。

母亲很快就看完了，坐在一旁等药方。这时，突然冲进来一个娇小的身影："医生医生！我孩子他……"

我定睛一看，见是一个风尘仆仆的年轻女子，背着个大包，脸上戴着口罩，怀抱着一个五六岁的男孩，身上盖着蓝白条纹的女式衬衫，脸脏兮兮的，还带有血迹。

流血了！

我的心仿佛被紧紧揪起，仔细在孩子身上搜索，果然在孩子头后近耳朵的地方找到了一条近 5 厘米长的血口子。好在孩子还算活泼，但这位年轻的母亲早已泣不成声了。

"我、我宝宝，他、他从大巴车上摔了下来了，医生，你看看、看看有没有事啊……"

年轻妈妈慌乱得语无伦次，像母兽濒死前的呜咽。

小医生停顿了一下，紧皱着眉头扫视了一眼孩子，"凛然"道："不行，我们这是看大人的，看不了小孩。"

"可是，他、他在流血呀……"望着小医生严肃的神情，年轻妈妈悲痛又胆怯地问，"哪、哪里能看呢？"

"你去园区的儿童医院吧，那里能看孩子。"小医生态度坚决。

我透过窗户望了望夜空，昏沉沉竟连一颗星星也看不到了。转过头来，眼中只有浴血的孩子和焦灼的母亲。

似乎被小医生的冰冷刺痛了，年轻妈妈赶忙站起来要往外赶。

"请等一下！"中年医生叫住了年轻妈妈，声音依然柔和。

"孩子的伤口在出血，我马上去给孩子紧急处理一下，止个血，你好好看下一个病人。"中年医生已经站起来了，给了小医生一个严厉的眼神。

"是这样哦，我们这里没有小儿外科，只能先给孩子处理下

305

伤口，包扎好，把出血止了，然后你赶快打车去园区的儿童医院。来，跟我进里屋。"中年医生边说边体贴地帮年轻妈妈把身上的大包拿下，将她带进了里屋。

小医生愣了几秒，看着眼前这一幕，点了下头。在看下一个病人的时候，他的眉头舒展了些许。

母亲悄悄捏了捏我的手，我俩相视一笑。

"他要学的东西还多着呢。"

母亲微笑地看着坐姿端正的小医生，又像是透过他再看自己的"学徒"，抑或是我。

孩子的伤口处理包扎好了，年轻妈妈抱着孩子匆匆离去之时，小医生站起来对她关照道："记得是去园区的儿童医院，是园区的！"

（职工家属　刘梓睿）

附录一　念念不忘，必有回响

　　每个人，其实都有一个美好的愿望。我们一生追求的，其实不是名利，而是实现那个美好的愿望。

　　没有人天生坚强，没有人天生无畏，没有人天生就是铁臂铜梁。可是一旦他，或者她，穿上了白大褂，就开始散发出天使的光芒。无数的辛劳自己扛下，为的是心里那个美好的愿望：救死扶伤。让世界多一点点阳光，这是一个让多少医者念念不忘的梦想。

　　为了实现这个美好的愿望，几十年来，中国的医疗工作者们付出了常人难以想象的努力，用短短几十年时间，让我们的医疗卫生服务水平进入世界前列，将我国的人均期望寿命从建国初期的 35 岁提升到 2018 年的 77 岁；让婴幼儿死亡率从建国初期的 200‰ 左右下降到现在的 6.1‰；使孕妇死亡率由建国初期的 15% 下降到 0.183%。白衣天使的负重前行，让健康中国的梦想成为现实，让神州大地挺起了胸膛。

　　在光彩靓丽的数据背后，医务工作者的身心压力越来越大，医患之间的不愉快事件屡见不鲜，白衣天使们时常会有那么一丝迷惑：为什么没日没夜的操劳，有时候还是得不到应有的尊重和回报？为什么全心全意的付出，还是会被误解和伤害？对于医者来说，我们除了需要安全可心的工作环境、可爱的薪酬评价、可期的未来之外，还需要什么？对于患者来说，我们除了需要舒适的建筑环境、先进的医疗设备、令人称道的医疗技术、温馨无比的服务之外，我们还需要什么？

我们曾经耗费数十年时间在追问答案。各种管理理念和工具被源源不断地引入，但困惑依旧，医护人员的职业幸福感并未得到显著提升，医患之间的友好信任关系并未得到显著加强。如何做，成为众多有识之士思考的课题。苏州市吴中人民医院王平院长，就是其中令人瞩目的一位。数十年来，他不仅格物致理地认真思考，对医院人文建设进行了大量扎实深入的研究，还亲身实践，带领同事们一道探索医院人文建设的有效路径，取得了令人称赞不已的成绩。

数年前，我因缘与王平院长结识，感动于他的壮心和执着，叹服于他的团队和实践，曾建议他将医院人文的实践之路汇编结集，供全国同行学习借鉴。近些年，陆续阅读了王平院长书写的《医之魂》《吴医之路》《诺奖之光》等十余部医学人文著作，今日又得观王平院长主编的《照亮生命——平行病历选辑》一书，阅读吴中人民医院医务人员书写的83篇平行病历，被书中一个个触动心灵的疾病故事所震撼，被吴医人心系患者、情牵生命、守护健康、守护爱、守护人类的精神与文化的博大情怀所感动。

我们常说医疗服务要人性化、医院管理要人文化，但究竟如何由理论转为可操作性的实践及经验，王平院长的人文实践为我们做出了精彩的解答。实践是最好的老师，见微可以知著，《照亮生命——平行病历选辑》的主编和一位位平行病历作者以叙事医学的亲历为证，以平行病历的温暖文笔、鲜活事例和真挚感情告诉我们：医院人文就是在医院的管理理念和发展战略中，体现以人为中心的包容与关爱，展现出人道主义的温暖；就是在医疗服务中给予服务对象以最大的尊重和体谅，尽力满足他们合法合理的诉求，展现出医者的关怀；就是在健康服务的各个环节和细节中善良而真诚，展现出医者的大爱。而这些，才是支撑我们前行的力量。

愿一路温暖，生命灿烂。与健康相伴，不弃最初美好。

（中国生命关怀协会医院人文建设专委会　李庆）

附录二　平行病历点亮医学人文关怀

　　2001 年，美国哥伦比亚大学医学和文学双料博士丽塔·卡伦教授提出了"叙事医学"这一概念。"叙事医学"指的是一种医疗模式，在该模式中具有"叙事能力"的临床医护通过"吸收、解释、回应患者的故事和困境"，来为患者提供尊重、共情和生机的医疗照护。丽塔·卡伦教授在她的叙事医学奠基之作《叙事医学：尊重疾病的故事》一书中指出，推行叙事医学对于临床医生、护士来说，有助于与患者建立关联，在患者痛苦的时候接近他们，成为陪伴他们走过疾病旅程可以信赖的伙伴，从而更好地为患者服务。2011 年，北京大学医学人文研究院副院长郭莉萍教授将这一概念引入国内，受到关注。所谓平行病历，是将"叙事医学"引入临床的一种有效方法，它要求医护人员为同一位患者准备两份病历：一份是临床标准病历；一份是平行病历，由医生或护士通过医患共情而进入病人的内心世界，经过深刻反思来书写病患的疾病故事、痛苦体验以及自己的人文观察与反应。随着现代医疗技术的高速发展，再加上快节奏的工作模式，医护人员与病人之间的交流越来越少，叙事医学的产生则较大限度地还原了医疗的温度和情感，正如本书主编王平在前言中提到的，平行病历饱含个性体验与灵性反思，富含人文情怀，开辟了双轨临床书写范式，强化以病人为中心的理念，用人文关怀的那一束光，照亮患者的生命。

平行病历是苏州市吴中人民医院医生和护士的一项特殊"作业"。

2019年10月出版的《照亮生命——平行病历选辑》一书，是该院自2017年起在全院推行叙事医学探索与实践后，从该院广大医护人员书写的六百多篇真情流露的好作品中精心挑选的八十三篇平行病历集子。这些从医护人员笔端流露的文章，大多是普普通通的平行病历，但真实而感人，向社会传送出温暖的信息，在医患关系日益紧张的今天，为医护人员搭建了一条通往患者心灵的桥梁，有助于医患之间更加信任，不失为缓解医患关系的一剂良药。

这本书里，有吴医人高速运转，与死神赛跑的高度紧张场面，有吴医人历尽艰辛战胜死神后的欣喜若狂，有吴医人为穷苦病人开通急诊绿色通道的善良与爱心，有医者面对疾病的专业精准判断，有医者逐渐成长的心路历程，有病人得知患病后的强大心理活动，有医患之间误会消除，患者尽力配合医生治疗的感人故事；也有病人对医生术前谈话的强烈质疑，有医者面对疾病恶化束手无策的无力感，有病人面对疾病做出的艰难抉择，有家属得知病情后的啜泣……

医生与患者因为疾病而相逢，患者的病情深深牵动着吴医人的心；患者的平安与幸福，是吴医人最大的期待。在医院这个看不见硝烟的战场上，"每天都上演着生命的争夺战。时间在这里被无限放大，病人的生死就在分秒间"。患者坚毅而信任的眼神，给了医者奋斗的力量。病人那一句"有你在，我安心"，让医者看到了自己的价值所在。医者与病人同在，这种双向互动表现出更多的情义与责任。

现代医学的迅猛发展使人们形成了一个错觉，以为人类已经战胜了大多数疾病，但事实却是，人类战胜了一些疾病，但是永远有更多的疾病是我们尚且无法攻破的，在这些疾病面前，医生束手无策。普外科医生记述道："站在手术台上的我，面对着老凌的决心和信心，真心希望能够帮助他彻底解除病痛。然而，开腹后的结果却令人沮丧，肿瘤已经侵犯肠管全层。更让人绝望的是，腹盆腔可以触及无数栗粒样的小结节，这就意味着，肿瘤已经在整个腹腔播散，手术已无法达到根治的目的。"也许在读了本书之后，有更多的非医学专业人士能够理解医生在某些疾病面前的无力与弱小，支持医务人员为人类健康作出的努力，从而缓解当今的紧张医患关系。苏州市副市长曹后灵在为本书作序时由衷写道："这些年来，我们的一些患者对医生总是有些偏见，有些不信任。医生呢，做得很辛苦，也有一肚子的委屈。我在想，如果我们的患者能认真读一读这本书，知道我们的医护人员每天是怎么想的怎么做的，或许想法会大不一样。"

"叙事医学"的出现和发展提供了医学人文的新视角和新内涵，让医生"重回生活现场"。这本书中的一个个平行病历如同一个个故事，这故事里有情感，有味道，有欢笑，有悲伤，有期待，有绝望……每个病人的背后都有不为人知的心酸的故事，这些故事很多没有结局，没有尾声，医院里人来人往，一幕幕时间与生命、生命与病痛之间的剧情不断上演。"医院像一面镜子，照尽世间的人情冷暖，浓缩着众生的疾苦，在距离死亡最近的地方，做着最艰难的选择，生离死别，悲欢离合，随时都在上演。"读完书中医务工作者书写的悲欢离合、生老病死，那种感动与震撼，能够真实地触碰我们的内心。正如 ICU 许医生所说，"医生做久了，心态也会变得豁达。生活中有很多不如意，也许努力了也没法改变，但我们要学会积极看待，为了爱我们的人和我们爱的人，珍惜生命，珍惜健康，学会感恩自己拥有的"。《照亮生命——平行病历选辑》用特殊的平行病历书写范式点亮医学人文关怀，可以让我们重新认识痛苦和疾病，感悟生命的可贵，爱惜身体，珍惜当下每一份拥有。

（厦门大学出版社 李小青）

（本文刊载于《中华读书报》2020 年 4 月 8 日）